Hausmittel
für innere Ruhe

KARIN BUCHART

Hausmittel für innere Ruhe

Servus

DAS GROSSE KLEINE BUCH 63

Inhalt

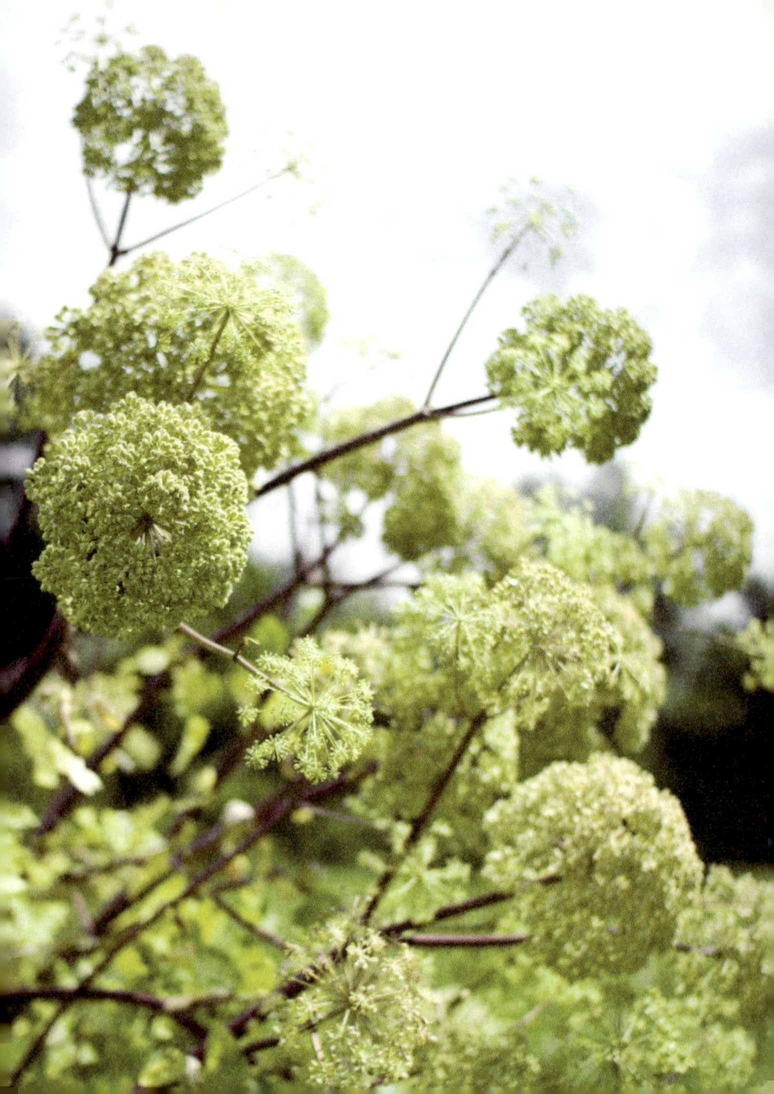

Vorwort

Dieses kleine Büchlein über Ruhe und Gelassenheit zeigt 25 Möglichkeiten, mit Kräutern innere Ruhe und geistige Ausgeglichenheit in den Alltag zu bringen – und das in Form von ganz einfachen Rezepten. Sie, liebe Leserinnen und Leser, suchen sich einfach jene Ruhe-Bringer heraus, die sich am besten in Ihren Alltag einfügen.

Hinausgehen und Sammeln

Natürlich sammelt nicht jeder seine Kräuter selbst. Doch der große Nutzen von Selbstgesammeltem sei hier erwähnt. Beruhigend wirkt schon das Hinausgehen in die Natur, der Blick ins Grüne und die Beschäftigung mit den Pflanzen, bevor überhaupt die Pflanzeninhaltsstoffe zum Tragen kommen. Das Gefühl des „Beschenktwerdens" im Wald und auf den Wiesen hebt zusätzlich die Stimmung. Wenn am Ende das selbst hergestellte Kräuterprodukt auf dem Küchentisch steht, ist der Wert kaum zu beziffern.

Selbstbestimmtheit

Wer sich selbst einen Tee mischt oder eine Salbe kocht, erfährt das Gefühl der Selbstbestimmtheit. Dieses Gefühl allein fördert bereits unsere Gesundheit. Es gibt uns die Überzeugung, selbst etwas tun zu können, die einzelnen Kräuter selbst ganz individuell auszusuchen und genau zu wissen, was in dieser Zubereitung enthalten ist. Selbstbestimmtheit verleiht ein tiefes Zufriedenheitsgefühl und hält gesund.

Kraut ist nicht gleich Kraut

Wie gesagt, nicht jeder sammelt selbst. Die handgepflückten und handverlesenen Kräuter vom eigenen Garten oder

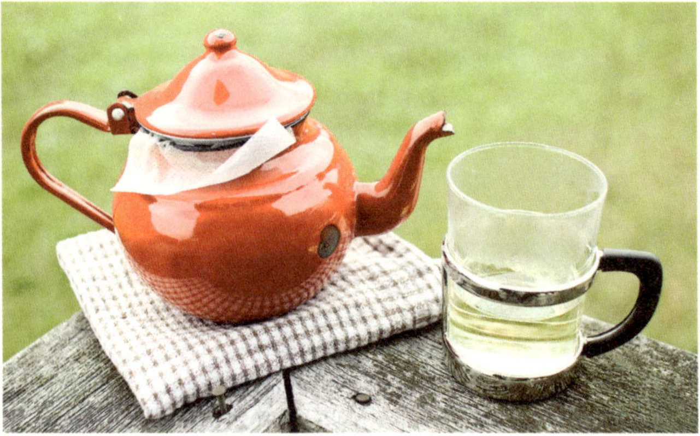

von kleinen Produzenten sind die höchste Qualität, die wir bekommen können. Sie sind gesund, ungespritzt, unbestrahlt und frei von Beikräutern. Wer die Kräuter händisch pflückt, nimmt nur die kraftvollsten Exemplare.

Einfachheit und Sicherheit

Die Rezepturen von Hausmitteln sind einfach nachzumachen und praktikabel. Das ist auch ein Grund, warum sie über Generationen weitergegeben wurden. Sie haben normalerweise eine hohe Sicherheit. Deshalb steht dem Ausprobieren nichts mehr im Weg!

Kräuter für Ruhe und Gelassenheit

Heilpflanzen als Beruhigungsmittel haben seit dem Altertum eine große therapeutische Bedeutung. Ausgewählte Pflanzen helfen besonders bei Unruhe und Nervosität, Angst, Anspannung und Schlafstörungen.
Eine besonders gute „schlafanstoßende" und beruhigende Wirkung haben Baldrian, Hopfen, Lavendel und Melisse. Die Wirkstärke und -dauer ist zwar geringer als jene synthetischer Schlafmittel, die Vorteile sind aber ebenfalls gravierend. Diese Heilkräuter haben keine hypnotischen Eigenschaften, beeinflussen die natürlichen Schlafphasen nicht und stören durch die kürzere Wirkungsdauer auch die morgendliche Frische nicht.

Beharrlichkeit lässt gut einschlafen

Die Wirkung tritt bei schlaffördernden Heilpflanzen erst nach zwei bis drei Wochen ein. Um also herauszufinden, ob Schlafkräuter helfen, werden sie sechs Wochen lang eingenommen. Pflanzliche Psychopharmaka machen nicht abhängig! Meistens sind sie zudem gut bekömmlich. Dieses Büchlein soll auch einen Anstoß zum Verwenden in der Küche geben. Beruhigende Heilpflanzen können viele Speisen aromatisch aufwerten und so ganz einfach in den Alltag gelangen. Es beschreibt Zubereitungspraktiken aus Volksheilkunde und Kulinarik. Eine Heilpflanze als würzige Zutat auf dem Teller verbindet Heilkunde und Kochkunst. Über Jahrhunderte waren diese beiden Disziplinen eng verknüpft. Kochbücher enthielten stets Heilkräuterrezepte und in Arzneibüchern galt der zweite Teil den Kochrezepten.

Heilpflanzen lösen Ängste und heben die Stimmung

Johanniskraut, Lavendel und Baldrian können Ängste lösen. Ihr therapeutischer Einsatz ist gut etabliert, vor allem bei leichten und mittelschweren Angstzuständen. Dazu passen jeweils entspannende und entkrampfende Pflanzen, weil Angst immer mit einer muskulären Anspannung verbunden ist.

Einige Pflanzen sind auch in der Lage, die Stimmung zu heben. Johanniskraut hat sich dafür einen besonderen Namen gemacht. Und auch Lavendel, Kamille und Majoran scheinen den Serotoninspiegel in die Höhe zu treiben. Hier warten wir noch länger auf die Wirkung, etwa drei bis fünf Wochen. Johanniskraut verträgt sich mit einigen Medikamenten schlecht, deshalb sollte die Einnahme dem Arzt mitgeteilt werden.

Steinsalz, Essig und Honig

Die regionalen Heilpflanzen stoßen in diesem Büchlein auf weitere Zutaten aus der Natur. Steinsalz, das nur mechanisch aus dem Berg geschlagen wird und keine weiteren Zusätze erhält, verbessert in einigen Zubereitungen die Aufnahme der Pflanzenwirkstoffe. Reiner, von Essigsäurebakterien vergorener Essig ist ein fermentiertes Lebensmittel, das täglich unseren Speiseplan aufwerten sollte. Und natürlich der gute Honig vom Imker nebenan. Bei diesen alltäglichen Lebensmitteln suchen wir nach bester Qualität, damit die Wirkung ungestört eintreten kann.

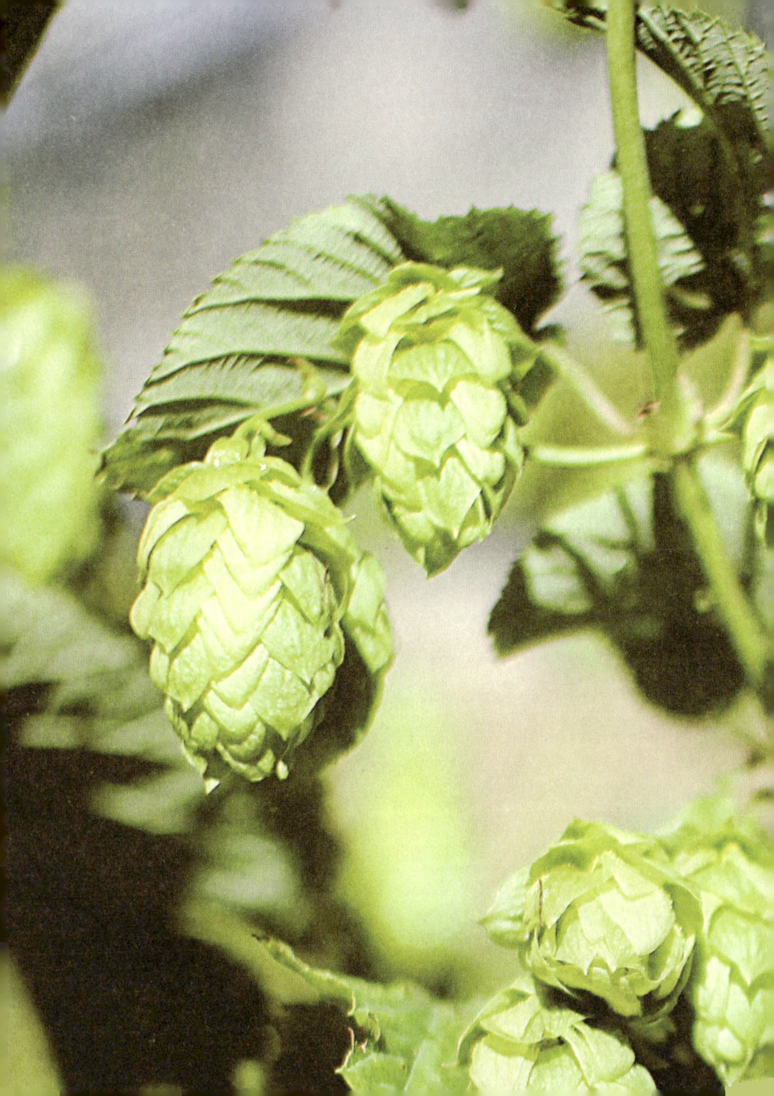

Rezepte

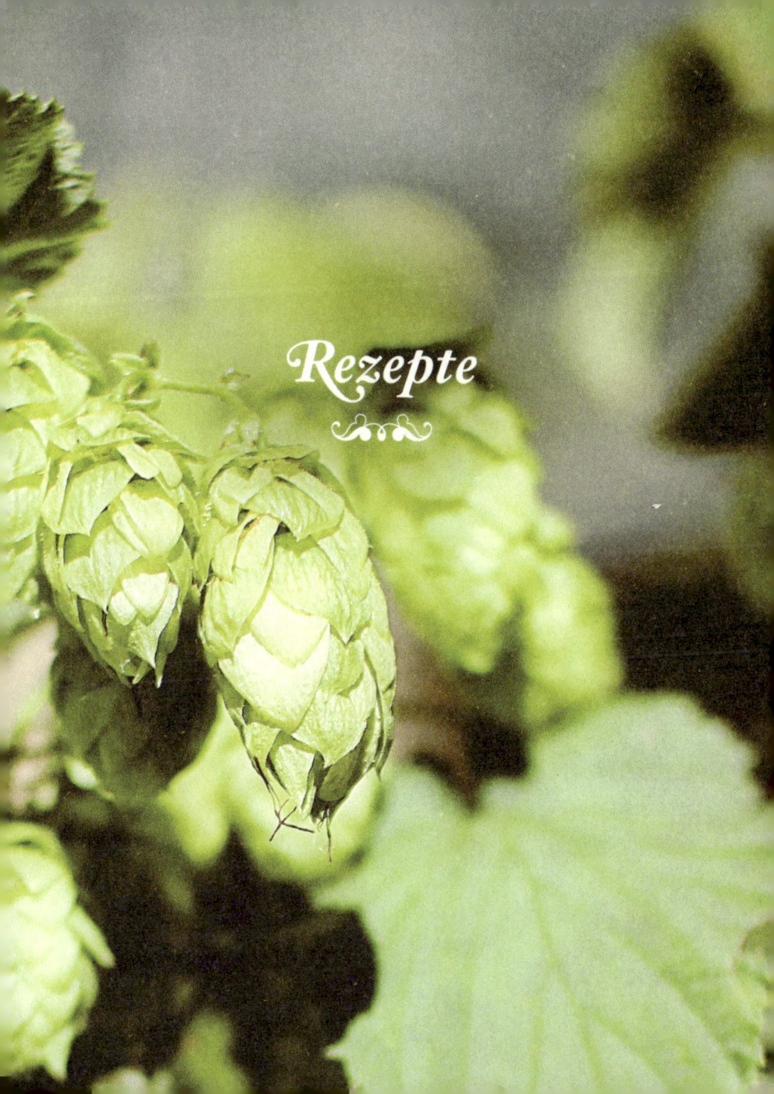

Start in den Tag

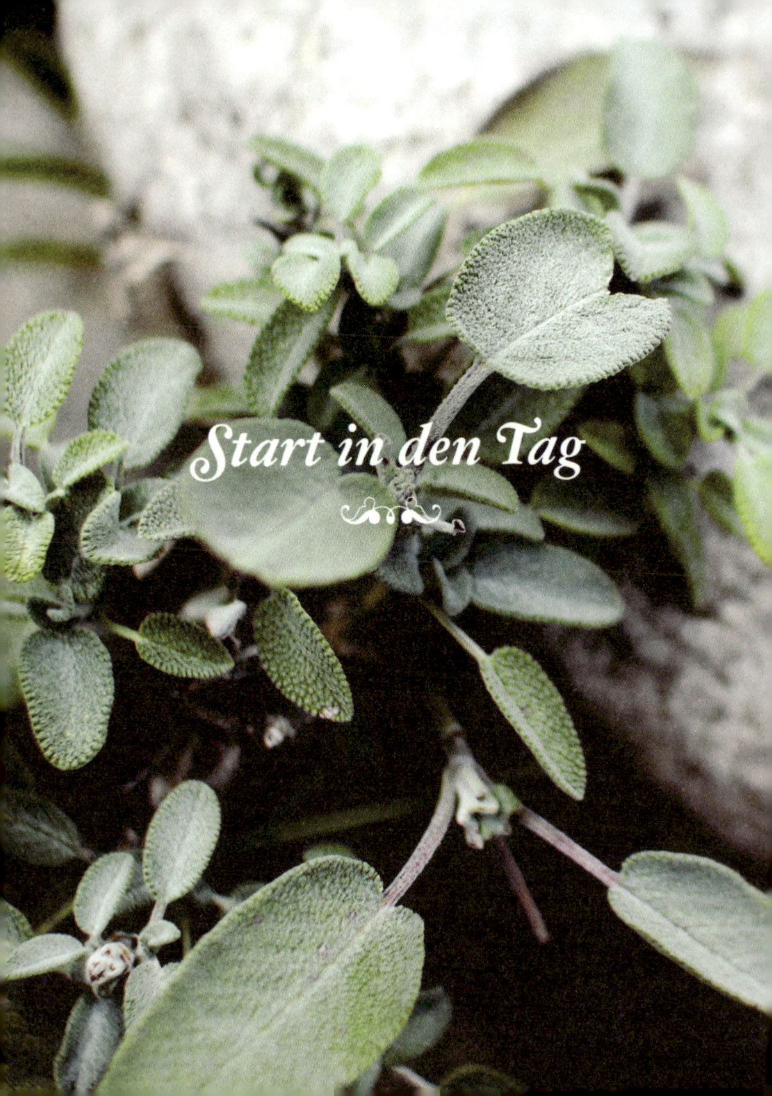

Salbei-Mundspülung

harmonisiert das Leben auf den Schleimhäuten

Die für die Mundflora physiologisch günstigen Bakterien fühlen sich bei einer Salzkonzentration von 1 bis 3% besonders wohl. Diese Bedingungen schaffen wir mit einer Solelösung. Wichtig ist die Verwendung von naturbelassenem Steinsalz ohne Jodzusatz und Trennmittel. Zudem stellen wir mit einem Salbeitee, der lang gezogen hat, einen entzündungshemmenden und antioxidativen Auszug her. Diese 25%ige Kräutersole ist bei Badezimmertemperatur gut haltbar. Zur Verwendung wird sie etwa 10-fach verdünnt.
Einzelne Heilpflanzen werden stets nur über einen Zeitraum von vier bis sechs Wochen angewendet. Deshalb empfiehlt sich eine zweite Variante des Mundwassers mit Schafgarbe.

ZUTATEN

300 ml Wasser · 3 EL Salbei getrocknet · 3 EL Steinsalz

ZUBEREITUNG

Das Wasser zum Kochen bringen, Salbei zugeben und 15 Minuten heiß ziehen lassen. Dann abseihen, das Steinsalz im Salbeitee auflösen und abkühlen lassen. Die Mundspülung in eine dunkle Flasche füllen. 1 Teil Mundspülung mit 10 Teilen Wasser verdünnen und spülen.

Melissenbalsam

beruhigt die Haut

Melisse ist ein zartes, angenehm zitronig duftendes Kraut in vielen unserer Gärten. Der Melissenbalsam vereinigt Wasser- und Ölauszug der Pflanze und bringt so viel von dem wertvollen Kraut auf die Haut. Das ätherische Melissenöl wird gut über die Haut aufgenommen.

ZUTATEN

8 g Bienenwachs · 8 g Wollwachs · 50 g Olivenöl · 30 g Jojobaöl
3 g Melisse · 3 g Lindenblüten · 80 g Tee aus Melisse
20 g Melissentinktur · 5 bis 8 Tropfen ätherisches Melissenöl

ZUBEREITUNG

Olivenöl und Jojobaöl mit der Melisse und den Lindenblüten in einem kleinen Emailtopf erwärmen und die Wachse darin schmelzen lassen. Dann abseihen und das ätherische Öl hineintropfen. Tee und Tinktur mischen und mit dem Pürierstab in die Öl-Wachs-Mischung emulgieren. Dieses mechanische Einarbeiten der Wasserphase in die Ölphase erinnert ein wenig an die Mayonnaiseherstellung. Der Balsam hält bei Zimmertemperatur mindestens ein halbes Jahr. Der Melissenbalsam duftet ganz zart und kann für den ganzen Körper verwendet werden.

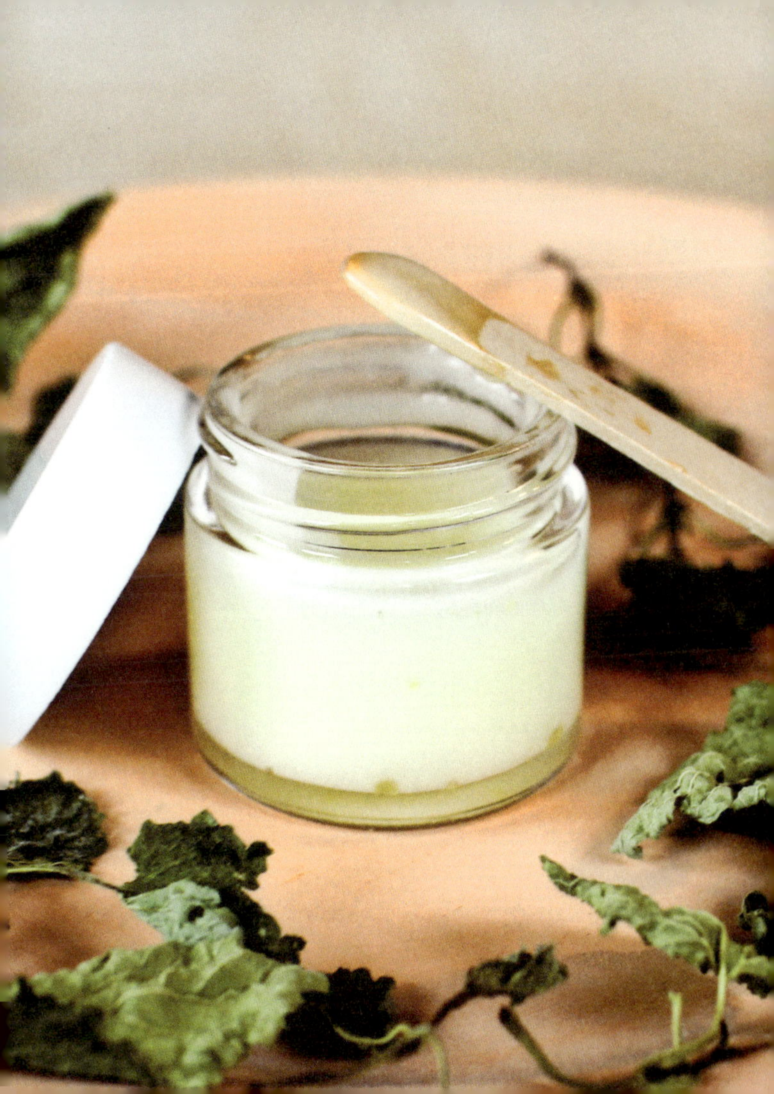

Sauerhonig

bringt die Schleimhautflora in Einklang

Der Sauerhonig vereinigt die zwei fermentierten Lebensmittel Honig und Essig zu einem ausgewogenen süß-sauren sirupartigen Getränk. Zudem kann ein kalter Kräuter-Essigauszug die beruhigende Wirkung verstärken. Wichtig sind die hochwertigen Grundzutaten: reiner Gärungsessig, der noch Spuren von Essigmutter zeigt, Honig vom Imker in der Nähe und frische oder getrocknete, handverlesene Kräuter.

ZUTATEN

200 ml guter Gärungsessig · 600 g Honig
Meisterwurz, Lavendelblüten, Hopfen, Taubnessel, Rosenblütenblätter, Schafgarbe, Fichtennadeln · 1 Prise Salz

ZUBEREITUNG

Ein Viertelliter-Schraubglas zur Hälfte mit Kräutern, Wurzeln und Salz befüllen und mit dem Essig aufgießen, gut verschließen und 4 Wochen in den Halbschatten stellen. Dann den Essig abseihen, mit dem Honig mischen und in eine dunkle Flasche füllen. 1 Esslöffel des Sauerhonigs gleich nach dem Aufstehen in einem Glas warmen Wasser auflösen und trinken. Der Sauerhonig eignet sich auch sehr gut zum Abrunden von Marinaden, Saucen und Suppen.

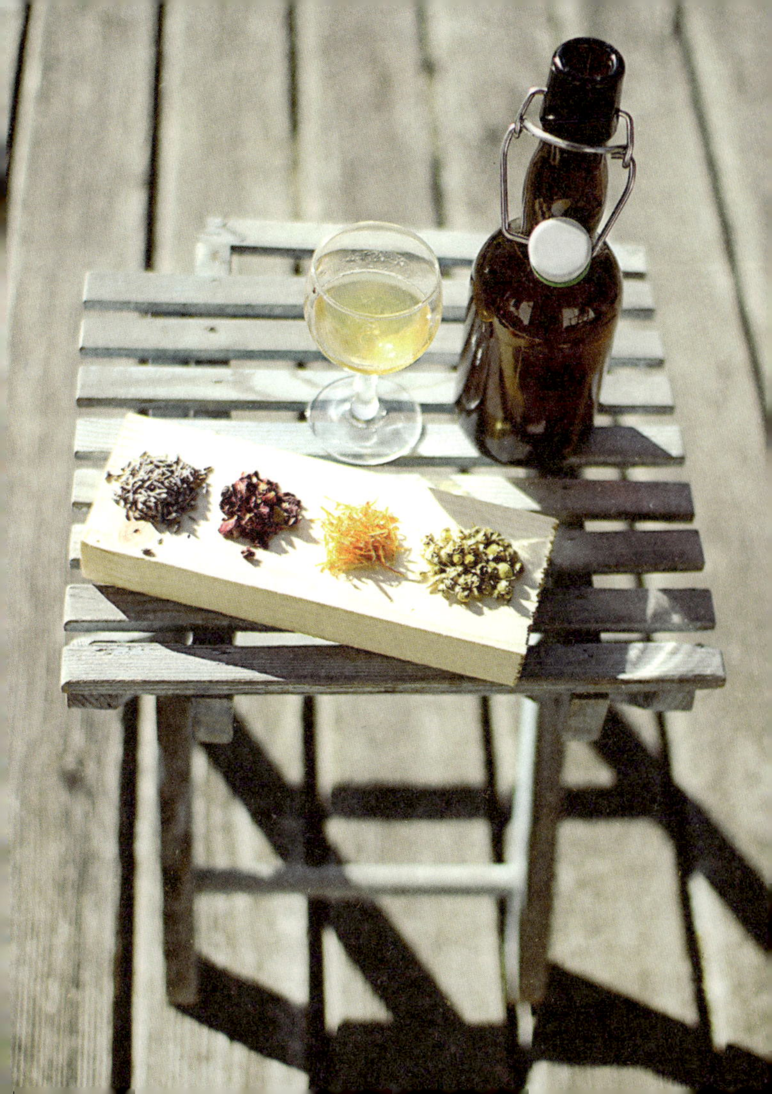

Morgenkräutertee

stärkt und muntert auf

Der Morgenkräutertee begleitet uns in den Tag hinein. Die Schafgarbe mit ihren Bitterstoffen und die zitronige Verbene wecken auf. Lindenblüten und Melisse achten auf innere Ruhe. Die Brennnessel mischt sich in den Mineralstoffwechsel recht positiv ein und hilft etwa bei der Aufnahme von Eisen. Die Ringelblumenblüten sind nicht nur hübsch anzusehen, sie fördern die Zellregeneration und haben somit eine gewisse stärkende Wirkung. Der Geschmack des Morgenkräutertees ist ausgewogen und blumig.

ZUTATEN

1 Teil Schafgarbenblüten · 2 Teile Lindenblüten · 1 Teil Brennnessel
1 Teil Melisse · 1 Teil Ringelblume · 1 Teil Zitronenverbene

ZUBEREITUNG

1 Teelöffel der Kräutermischung mit einem halben Liter heißem Wasser aufgießen und drei Minuten ziehen lassen. Die kurze Ziehzeit bringt die feinen Aromen in den Tee und hält Gerbstoffe fern. Der Morgenkräutertee kann nach Belieben auch mit Honig oder Fichtenwipfelsirup gesüßt getrunken werden. Der Tee wird über einen Zeitraum von vier bis sechs Wochen eingenommen.

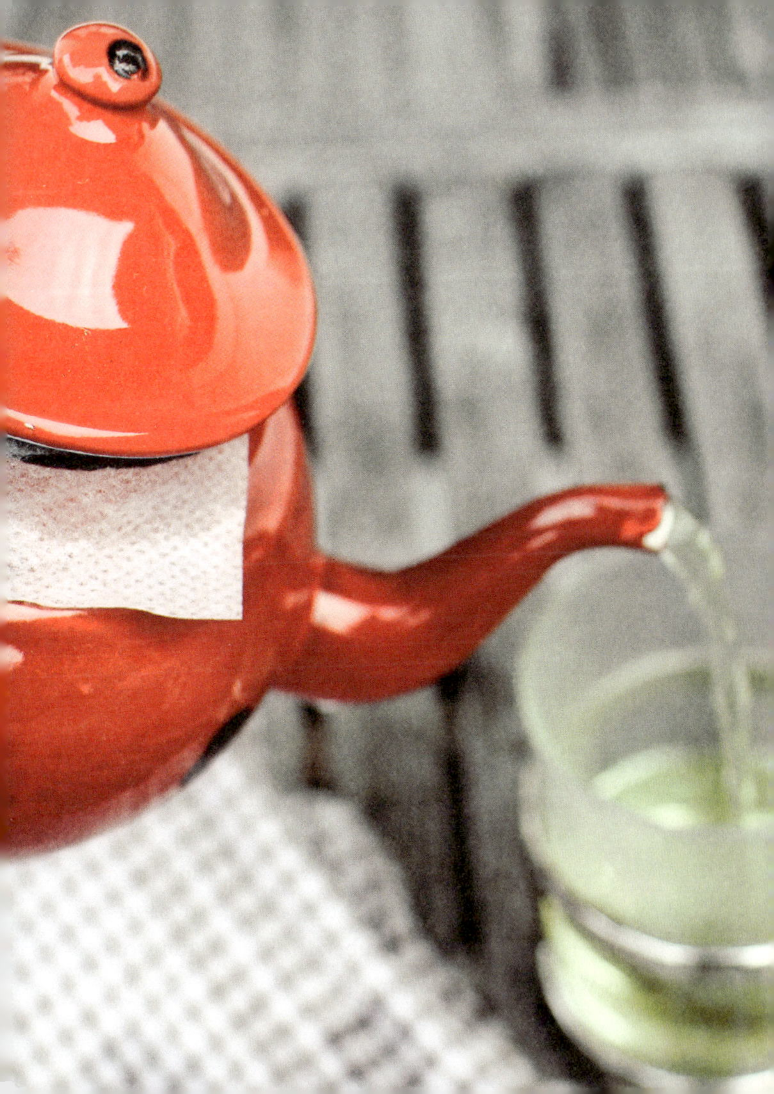

KAFFEEWÜRZE

für Bekömmlichkeit und Entspannung

Kaffee ist, trotz seiner weiten Reise nach Mitteleuropa, aus unserer Kultur nicht mehr wegzudenken. Er gibt dem unverbindlichen Geplauder mit dem Nachbarn ebenso einen Rahmen wie dem Gespräch mit dem Geschäftspartner. Kaffeegewürze sind üblicherweise ebenso weit gereist wie die Bohne selbst. Auch einige regionale Pflanzen harmonieren mit Kaffee. Die Meisterwurz etwa als bittere Note mit beruhigender Wirkung auf unseren Geist passt gut in den Kaffee. Die Löwenzahnwurzel hält alles im Fluss, vor allem die Galle. Fichtennadeln beruhigen die angeschlagenen Nerven und die Wacholderbeeren entspannen die Verdauung.

ZUTATEN

3 Teile Kardamom · 3 Teile Galgant · 1 Teil Bertram
1 Teil Meisterwurz · 2 Teile Löwenzahnwurzel · 1 Teil Muskat
1 Teil Zimt · 1 Teil Fichtennadeln · 1 Teil Wacholder

ZUBEREITUNG

Die getrockneten Pflanzen in der Küchenmaschine mahlen und mischen. Je nach Geschmack kann das Mischungsverhältnis angepasst werden. Die Tasse Kaffee wird mit einer Messerspitze Kaffeewürze vollendet.

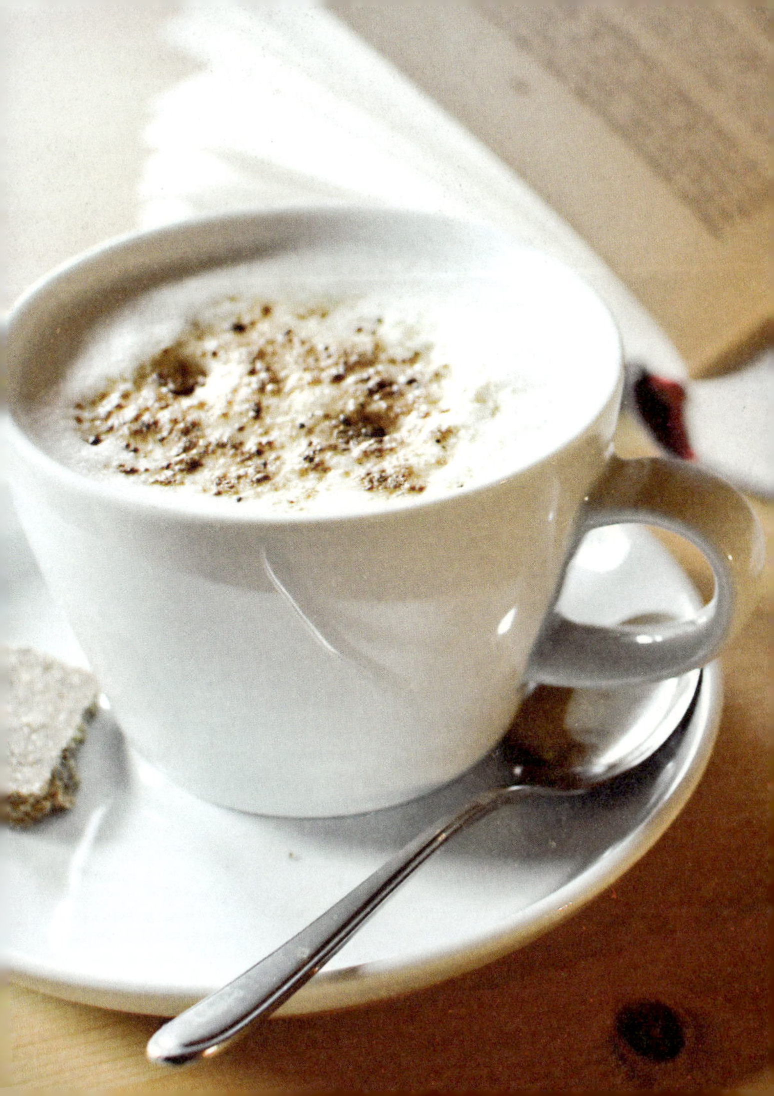

Vormittag

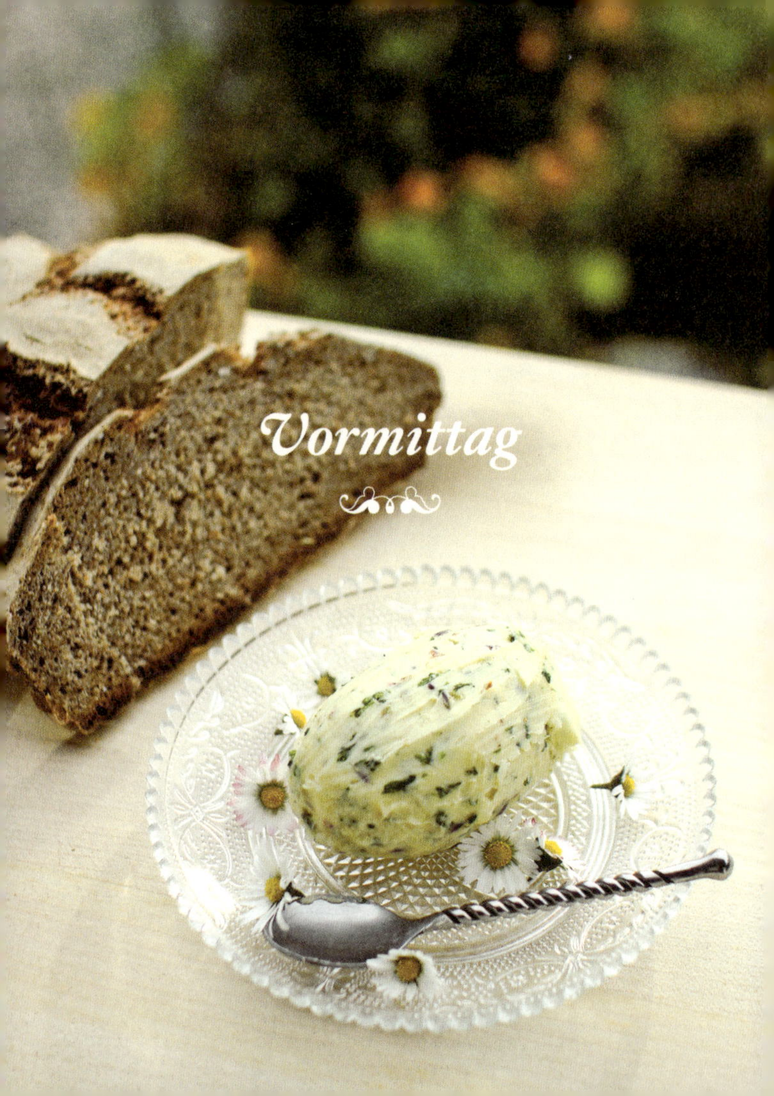

Einklang-Kräuterbutter

stärkt und beruhigt

Butter hat eine ganz spezielle Fettzusammensetzung. Buttersäure, eine ganz kurze Fettsäure, dient den Darmzellen als wertvolle Energiequelle. Auch ätherische Öle aus den Kräutern pflegen die Darmzellen. Das Inulin aus dem Bertram gilt als gute Kost für die Flora der Schleimhäute. Engelwurz, Lavendel und Schafgarbe helfen uns, zur Ruhe zu kommen. Knoblauch fördert die guten Bakterien und beseitigt ungünstige. Galgant und Bertram bringen eine leichte Schärfe in die Butter, Honig die Süße und Essig die Säure, somit entsteht ein harmonisches geschmackliches Zusammenspiel.

ZUTATEN

100 g Butter · 1 Zehe Knoblauch · 1 Prise Bertramwurzel
1 Prise Galgant · 1 Prise Engelwurz · 1 EL Petersilie
1 TL Lavendel · 1 TL Schafgarbe · 1 TL Honig
1 Spritzer Essig · Steinsalz nach Geschmack

ZUBEREITUNG

Alle Zutaten in der Küchenmaschine unter die weiche Butter rühren. Die Kräuterbutter in eine schöne Form bringen und servieren.

Kräuter gemixt

zu einem feinen, hellgrünen Trunk

Grüne Pflanzen fein gemixt sind ein prächtiges Angebot an die Verdauung. Mit geringem Aufwand zieht der Körper so Energie, Nährstoffe und bioaktive Substanzen aus den Pflanzen. Ein wenig Zitronensaft verhindert eine schnelle Oxidation, die wir am Farbumschwung erkennen würden. Dazu noch etwas fermentierte Milch als bekömmliche Eiweißquelle und Banane als Kalium- und Magnesiumzusatz.

ZUTATEN

1 Blattsalat nach Saison · 1 Handvoll Melisse und Brennnessel
einige Stängel Schafgarbe, Löwenzahn und Pfefferminze
1 Banane · 1 EL Zitronensaft · ¼ l Apfelsaft
¼ l Wasser · ¼ l Buttermilch · Honig nach Geschmack

ZUBEREITUNG

Salat, Kräuter, Banane und Zitronensaft mit etwas Wasser in der Küchenmaschine fein mixen. Dann Apfelsaft, Buttermilch und restliches Wasser zufügen und nochmals eine halbe Minute auf höchster Stufe pürieren. Ein wenig Honig rundet den Geschmack ab.

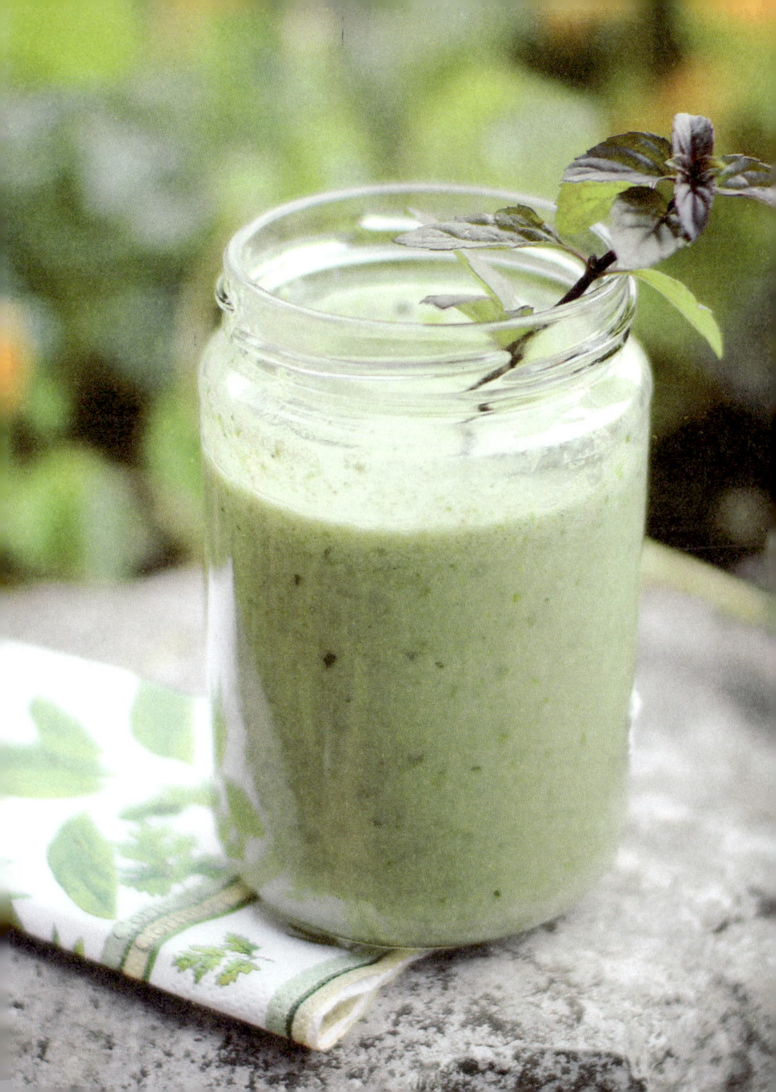

Kamillenpolsterchen

beruhigt und löst den Schmerz

Viele kennen das kleine Kamillensackerl noch aus ihrer Kindheit. Es half, vom Ofen angewärmt, bei Zahnschmerzen, Bauchschmerzen und vielen anderen Wehwehchen. Heute ist die Kamille ein wenig aus dem Gedächtnis verschwunden. Ihr Duft beruhigt, löst Ängste und hebt die Stimmung. Das sind die besten Voraussetzungen, um Unbehagen und Schmerz zu vertreiben. Wer Kamille gut verträgt und den Duft mag, dem leistet sie wertvolle Dienste.

ZUTATEN

15 x 18 cm Baumwollflanell · 20 g getrocknete Kamillenblüten

ZUBEREITUNG

Den Flanellstoff zu einem kleinen Polster an drei Seiten zusammennähen, die Kamillenblüten einfüllen und die letzte Seite zunähen. Wer keine Nähmaschine zur Hand hat, kann ein Stück Stoff auf 40 x 40 cm zuschneiden, die Kamillenblüten darauflegen und mit einem Band zu einem Bündel binden. Das Kamillenpolsterchen bei Schmerzen, Stimmungstiefs oder Entzündungen auf den warmen Ofen legen oder im Backrohr bei 50°C anwärmen und als Duftquelle verwenden.

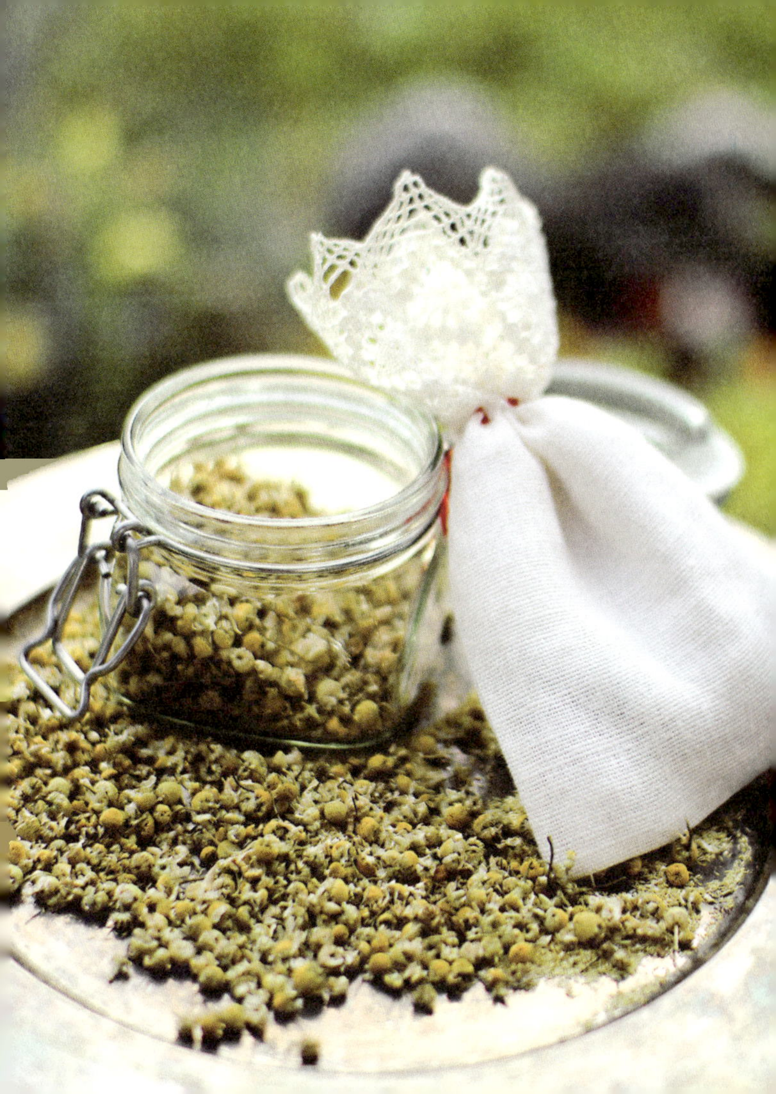

Gleichklang-Tinktur

bringt Ruhe und Kraft

Gleichklang-Tropfen vereinen eine Stimmungsaufhellung mit geistiger Ruhe und körperlichem Tonus. Johanniskraut hebt die Stimmung und macht uns lichtdurchlässiger: ein wunderschöner Gedanke! Lavendel hilft uns, geistig loszulassen. Rosmarin tonisiert körperlich. Und Taubnessel und Storchenschnabel sind zwei Kräuter aus der Volksheilkunde, die uns Ruhe verschaffen. Der Alkohol begünstigt die Aufnahme der Pflanzenwirkstoffe vom Darm in das Blut, weil er die Darmschranke durchlässiger macht.

ZUTATEN

4 Teile Johanniskraut · 2 Teile weiße Taubnessel · 2 Teile Rosmarin
1 Teil Lavendel · 1 Teil Storchenschnabel · ½ l 40%iger Korn

ZUBEREITUNG

Die Tinkturen werden einzeln angesetzt. Jeweils ein Schraubglas zu Dreiviertel mit dem frischen oder zur Hälfte mit dem getrockneten Kraut füllen und mit dem Alkohol übergießen. Die Ansätze vier Wochen im Halbschatten ausziehen lassen. Wenn alle fertig sind, im oben angegebenen Verhältnis mischen. Vormittags 10 Tropfen der Gleichklang-Tinktur mit einem Löffel pur einnehmen.

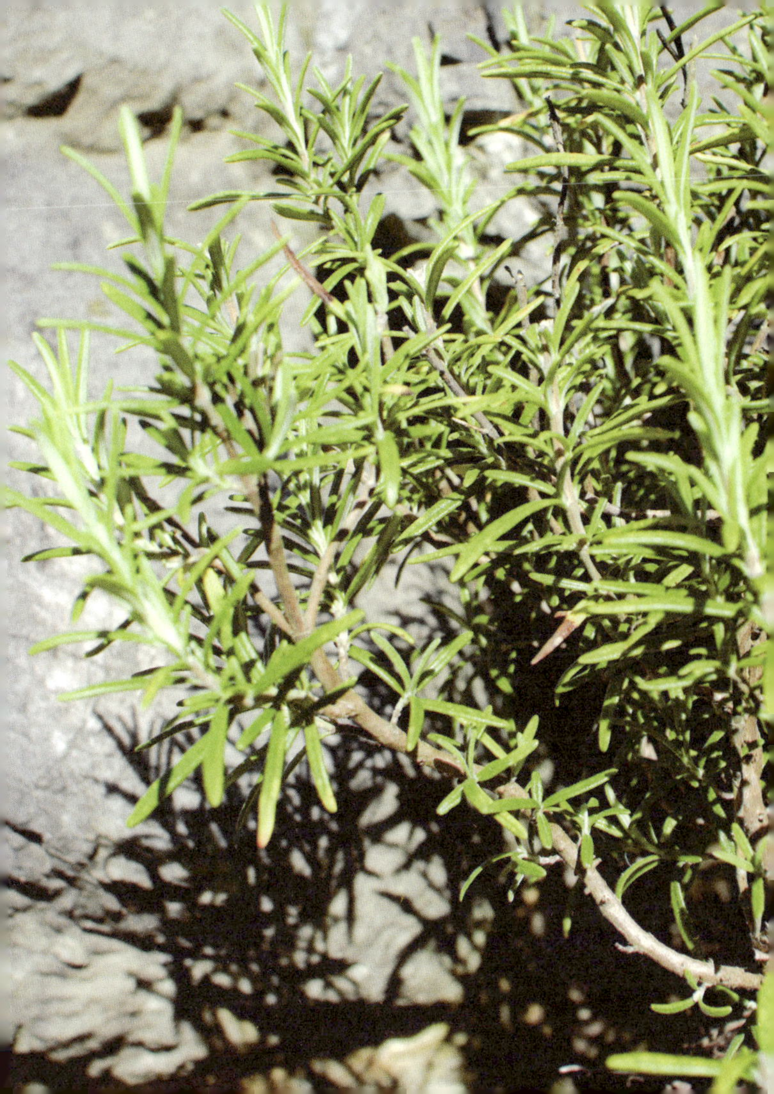

Augentrost-Augenbad

Balsam für die müden Augen

Wer dem Augentrost in die Augen schaut, wird staunen. Wie ein bemaltes, graziles Kunstwerk präsentiert sich die Blüte, oft bis spät in den Herbst hinein. Der Augentrost gilt als Blume des Frohsinns und der Heiterkeit, was auch der lateinische Name „Euphrasia" ausdrückt. Und wie der Name sagt, tut der Augentrost den Augen gut. Das kleine Pflänzchen wirkt entzündungshemmend und hat eine nervenschützende Funktion. Der Hauptwirkstoff Aucubin ist wasserlöslich und empfindlich, deshalb wird der Augentrost nur kurz aufgegossen.

ZUTATEN

1 EL frischer oder ½ TL getrockneter Augentrost
1 Tasse heißes Wasser

ZUBEREITUNG

Den Augentrost mit kochendem Wasser übergießen, ein bis zwei Minuten ziehen lassen, abseihen und auf Körpertemperatur abkühlen. Mit diesem Tee werden dreimal pro Tag Augenspülungen bei überanstrengten oder entzündeten Augen gemacht. Für Auflagen zwei Papiertaschentücher im lauwarmen Tee tränken und auf die Augen auflegen. Bei nochmaligem Auflegen neue Taschentücher verwenden.

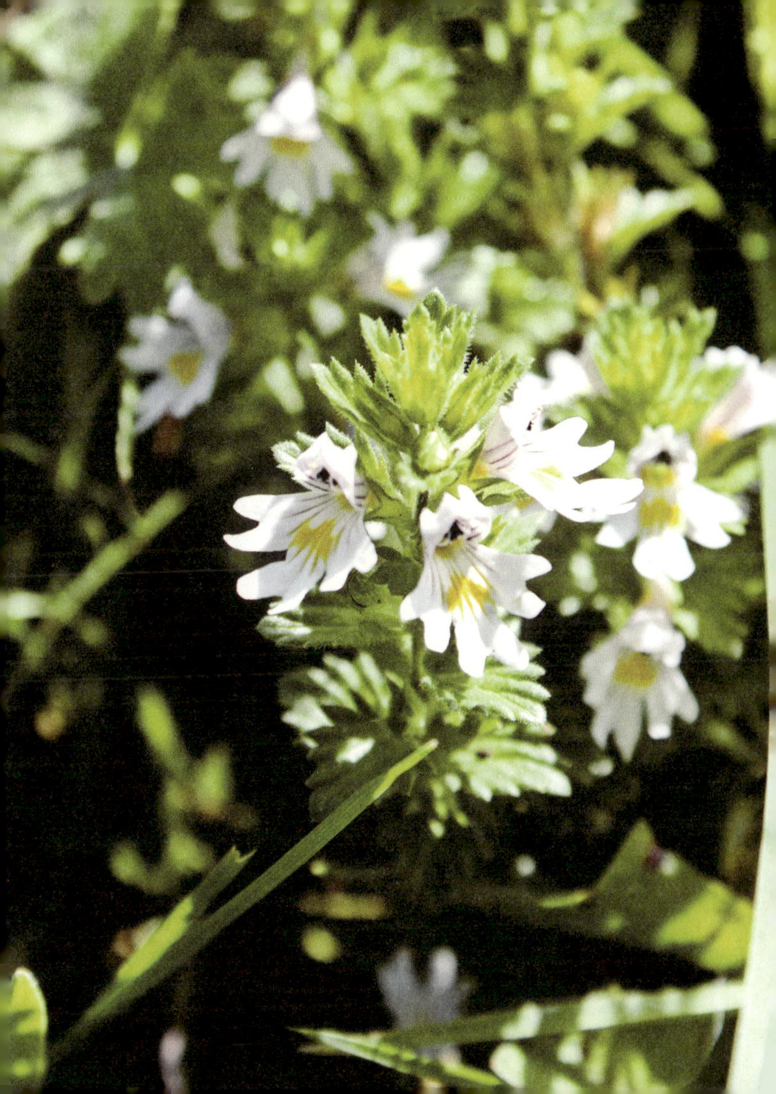

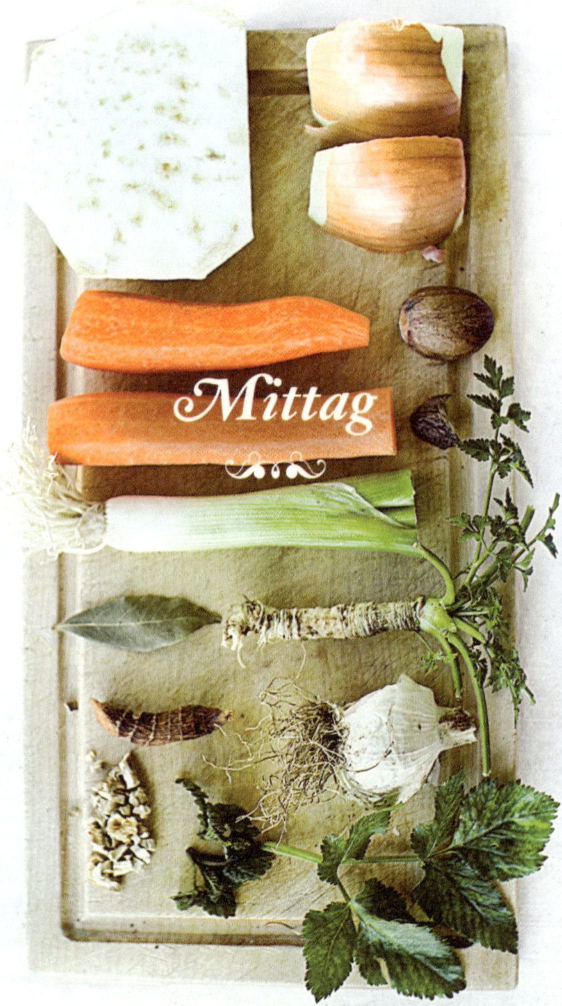
Mittag

Gemüsesuppe

entspannt den Arbeitsalltag

Diese Suppe ist ein entspannender Gemüse-Kräuter-Tee. Sie wirkt basisch, duftet frisch und bringt wohlige Wärme. Die Gemüsesuppe ist eine gute Grundlage für Kräuter und Gewürze. Neben den gewohnten Suppenzutaten können erfrischendes Obst, Kräuter und Heilpflanzen den Geschmack und die Wirkung in eine gewünschte Richtung verstärken. Um eine beruhigende Wirkung in die Suppe zu bringen, bieten sich Engelwurz, Meisterwurz und Melisse an.

ZUTATEN

1 gelbe Zwiebel · 2 Karotten, geschält, halbiert
½ Sellerieknolle, geschält, in Stücken · einige Zweige Liebstöckel
1 Petersilienwurzel, halbiert · ½ Apfel in Stücken, ungeschält
kleine Stücke Engelwurz, Meisterwurz, Muskatnuss und Galgant
einige Zweige Zitronenmelisse · einige Pfefferkörner
1 Lorbeerblatt · 2 l Wasser

ZUBEREITUNG

Zwiebel, Karotten, Sellerie und Petersilienwurzel im Suppentopf trocken leicht anrösten, mit Wasser aufgießen und die restlichen Zutaten zugeben. Die Suppe eine halbe Stunde ganz leicht köcheln und abschmecken. Als basischer Gemüsetee ohne Salz oder als Suppe mit Salz und Einlage genießen.

QUENDELESSIG

macht wach und aufmerksam

Die duftenden, rosa blühenden Polster auf den Steinen, denen wir im Sommer beim Wandern begegnen, kennen wir alle. Der heimische wilde Thymian, auch Quendel genannt, hat ein zartes Aroma, das auch Kinder gerne mögen. Alte Kräuterbücher erzählen uns viel über den Quendel und wie er unseren Geist klar und wachsam macht. Wird der Quendelessig auch noch mit den Blüten von verschiedenen Salbeiarten ergänzt, so zeigt er sich von seiner buntesten Seite. Die Salbeiblüten sollen helfen, die innere Ruhe wiederzufinden. Ein guter Gärungsessig, der möglichst wenig erhitzt wurde, macht aus den beiden Kräutern einen haltbaren, wässrigen Auszug für die Küche.

ZUTATEN

3 Zweige Quendel · 1 EL Salbeiblüten
½ l guter Apfelessig

ZUBEREITUNG

Frischen Quendel und Salbeiblüten in eine Halbliterflasche geben und mit dem Apfelessig auffüllen. Nach zwei Wochen ist der Quendelessig bereits verwendbar für Salate, Saucen, Suppen oder für das morgendliche Essigwasser.

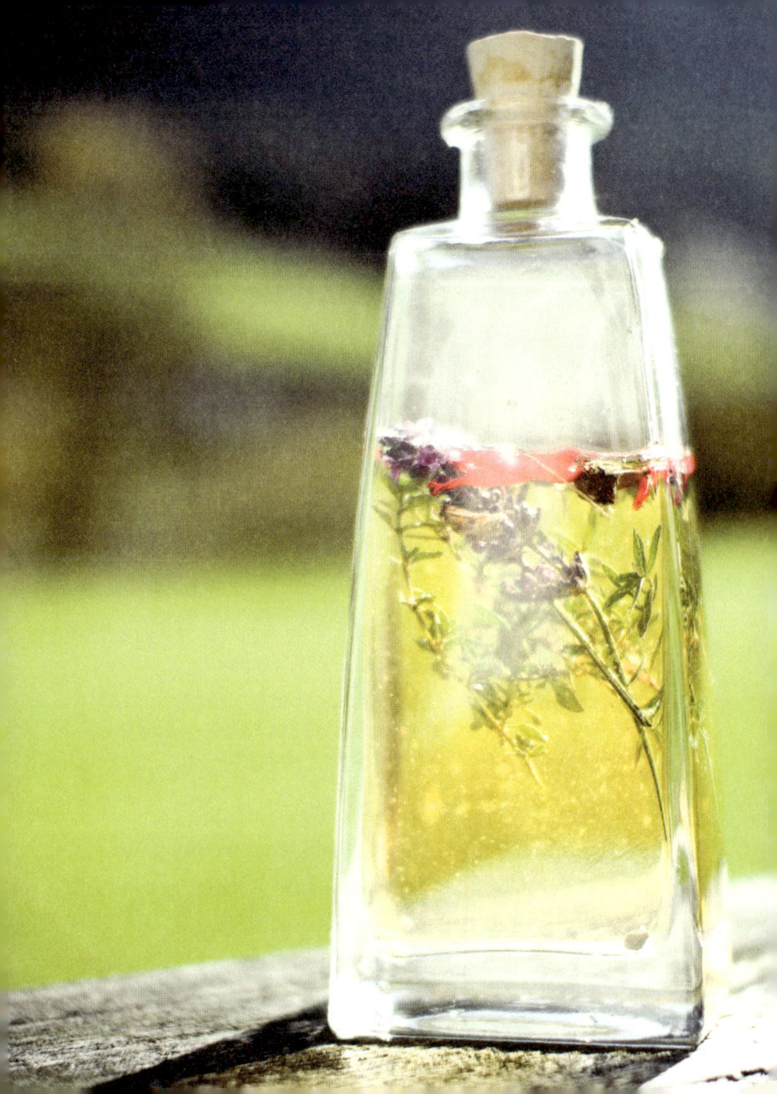

Dinkel-Rosencreme

eine süße Entspannung

Dinkel wärmt und ist bekömmlich. Seine Spelzen schirmen ihn vor Einflüssen von außen ab. Das Maronimehl, in diesem Rezept als basische Zutat, bringt sich auch geschmacklich ein. Die Dinkelcreme braucht einige Walnüsse mit ihren Omega-3-Fettsäuren, damit die Zellmembranen gut geschmiert werden. So können die Signale schnell von einer Nervenzelle zur nächsten übertragen werden. Honig als süße Zutat gilt seit der Antike als Beruhigungsmittel. Die Dinkelrosencreme schmeckt fein schokoladig und hat trotzdem Sättigungskraft.

ZUTATEN FÜR 2 PORTIONEN

60 g Dinkelvollkornmehl · 20 g Maronimehl · 3 EL gemahlene Walnüsse · ½ TL Zimt · 2 EL Kakao · eine Prise Chili · 3 EL Honig 1 EL gemahlene Rosenblüten · 300 g Wasser

ZUBEREITUNG

Dinkel- und Maronimehl mit Zimt, Kakao und Chili mischen, mit dem Wasser anrühren, unter Rühren erhitzen und zu einem dicken Brei einkochen, auskühlen lassen. Walnüsse, Rosenpulver und Honig einrühren. Die Dinkelcreme als ausgleichenden Nachtisch genießen.

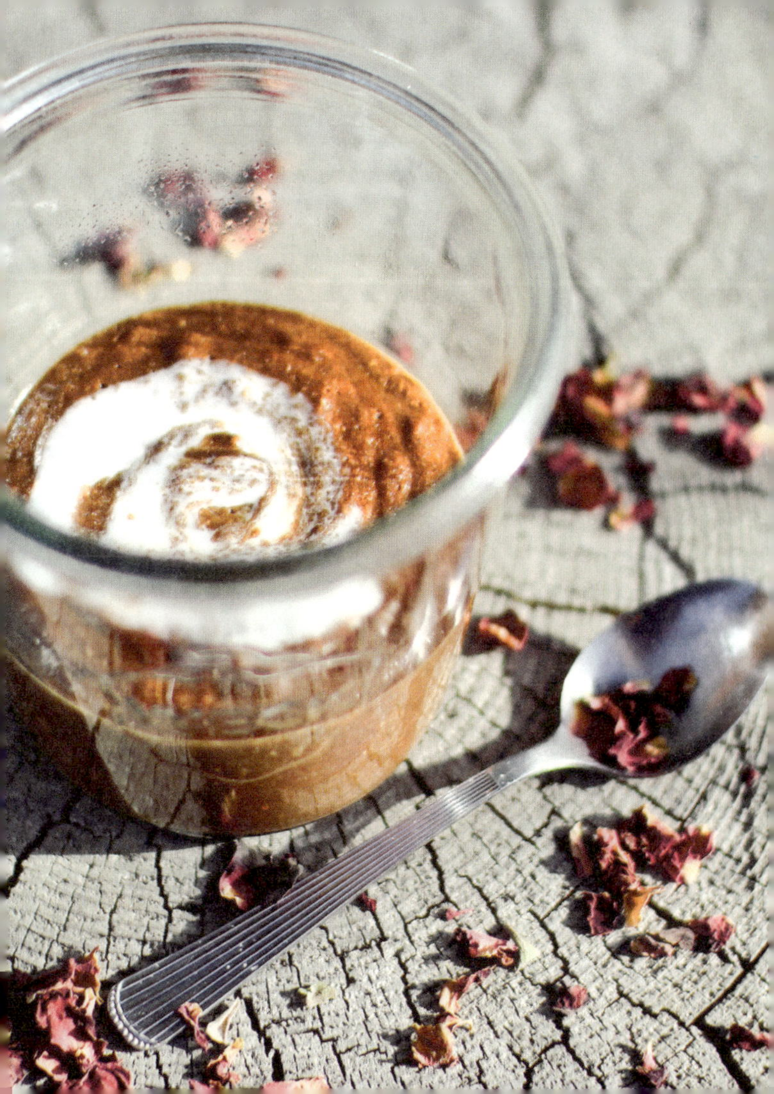

Basilikumwürze

entspannt durch seinen gefälligen Duft

Die Basilikumsole löst die besten Inhaltsstoffe des Krautes heraus, macht sie haltbar und für die kalten Monate verfügbar. Basilikum ist zum Trocknen weniger gut geeignet. Eine Basilikumsole ist einfach herzustellen und ein praktikables Würzmittel, das sich auch in Pasten, Pürees und dicken Saucen gut verteilt. Sie vermindert Völlegefühl und fördert die Verdauung. Basilikum hat zudem einen günstigen Einfluss bei hohen Blutfettwerten, schützt vor Ablagerungen in den Gefäßen und lässt das Blut gut fließen. Basilikum soll auch eine nervenschützende und entspannende Wirkung haben.

ZUTATEN

2 Handvoll Basilikumkraut, frisch · 75 g Steinsalz
300 ml Wasser

ZUBEREITUNG

Das frische Basilikumkraut klein schneiden und in ein Schraubglas geben, das Steinsalz zugeben und mit Wasser auffüllen. Im Halbschatten drei Wochen ziehen lassen. Dann abseihen, in eine Sprüh- oder Schraubflasche füllen. Die Basilikumsole einfach auf die fertigen Speisen sprühen.

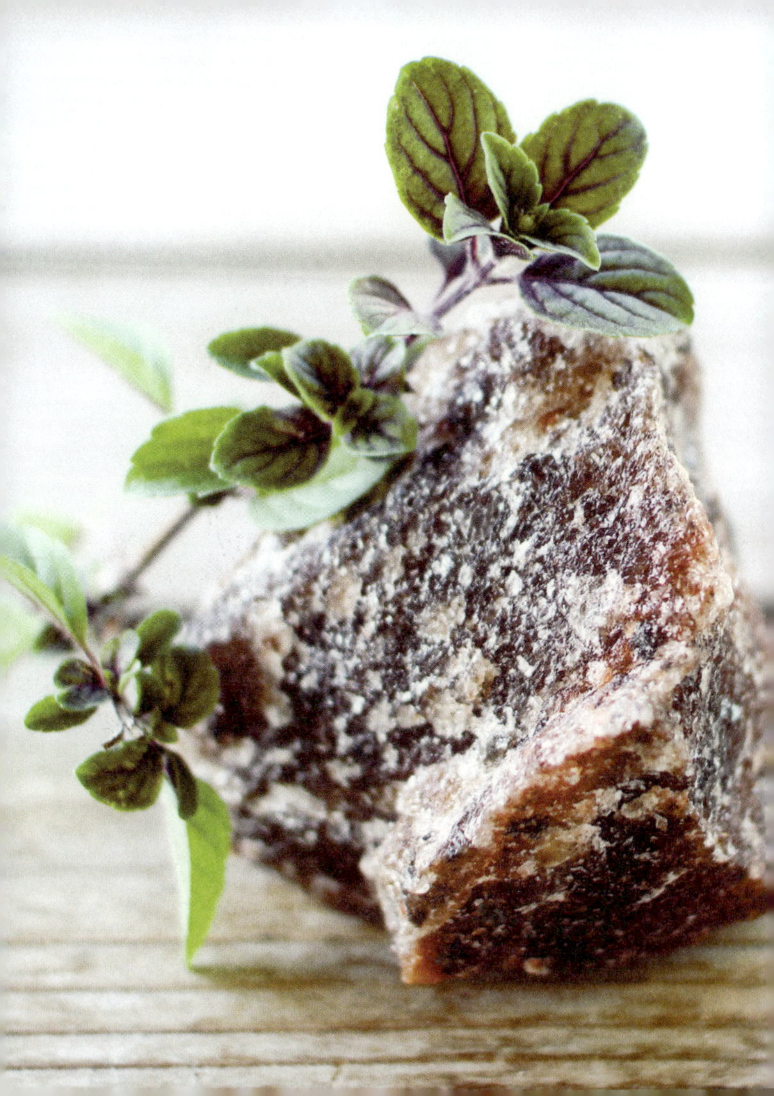

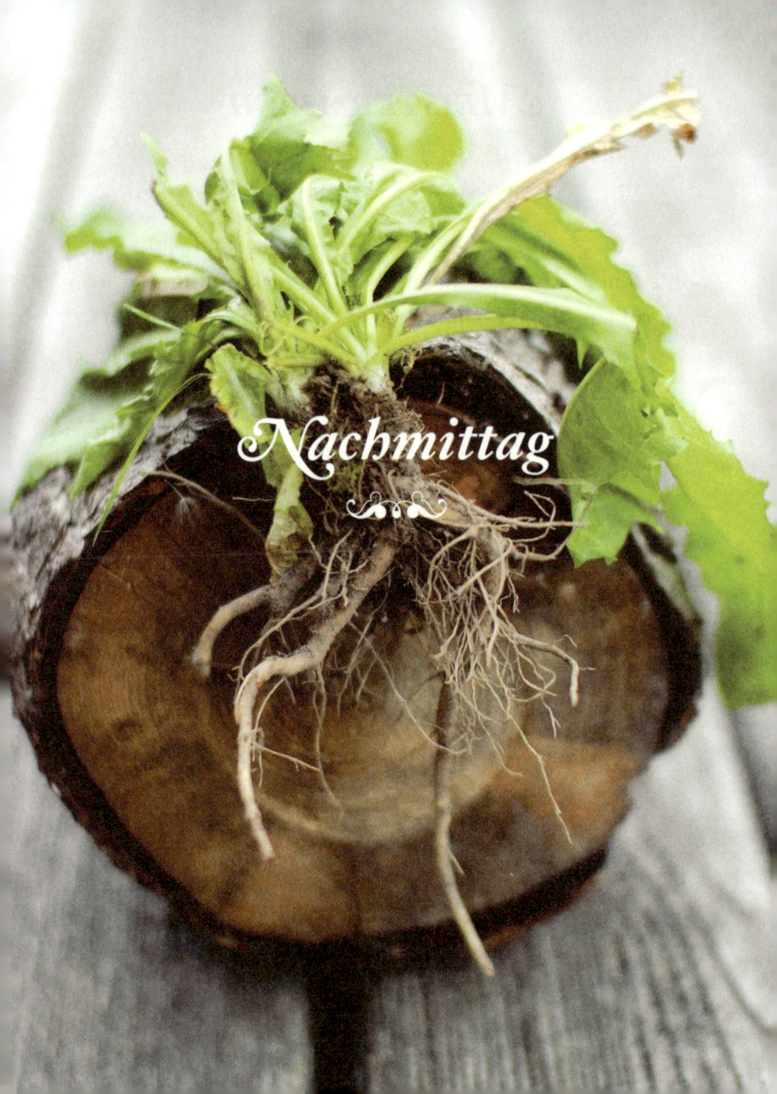
Nachmittag

Meistermilch

eine Portion Energie und Ausgeglichenheit

Konzentrationssportler nutzen diesen Energietrunk in verschiedenen Abwandlungen. Die Viererkombination von Sauermilchprodukt, kaliumreicher Frucht, Nüssen und Honig verhilft zu geistiger Ruhe. Die Meisterwurz macht uns, so erzählen alte Kräuterkundige, körperlich und geistig belastbarer. Das Gefühl, die Arbeit nicht mehr zu schaffen, verlangte stets nach Meisterwurz. Sie tonisiert körperlich mit ihren Bitterstoffen und stärkt uns psychisch. Sie könnte ein einheimisches „Adaptogen" sein, eine Pflanze mit Stärken ähnlich dem Ginseng oder der Rosenwurz. Die Löwenzahnwurzel wird wegen ihrer Ähnlichkeiten manchmal sogar „Europäischer Ginseng" genannt.

ZUTATEN

½ l Sauermilch · 1 Banane · 1 EL Mandelmus · 1 EL Honig
1 Msp. Meisterwurz · 1 Msp. Löwenzahnwurzel · 1 Msp. Vanille

ZUBEREITUNG

Sauermilch, Banane, Mandelmus, Honig, Meisterwurz- und Löwenzahnwurzelpulver und Naturvanille in das Mixgerät geben und 30 Minuten auf höchster Stufe mixen. Die Meistermilch hebt den Serotoninspiegel und beruhigt.

Warme Kompresse mit Lavendelöl

beruhigt überreizte Nerven

Fette Öle wie Olivenöl oder Mandelöl gemischt mit einigen Tropfen ätherischen Ölen bilden einen sanften Wärmemantel mit Wirkung. Die Auswahl kann ruhig der eigenen Nase überlassen werden. Die benötigte Menge an ätherischem Öl kann individuell angepasst werden. Bei Unruhe, Nervosität und zum Einschlafen hilft Lavendelöl, das gut über die Haut aufgenommen wird. Warme, trockene Wickel sind Balsam für Leib und Seele.

MATERIAL

doppelt gelegter dünner Baumwollstoff · Schafwolle als Wärmepolster · Moltontuch oder Frotteehandtuch · Wärmflasche 1 EL Olivenöl · 1 bis 5 Tropfen Lavendelöl

ANWENDUNG

Auf den Löffel mit Olivenöl das ätherische Lavendelöl tröpfeln, auf dem Baumwollstoff verteilen und mit der Wärmflasche anwärmen. Die warme Kompresse auf die Bronchien, das Brustbein oder auf schmerzende Stellen bis zu mehreren Stunden auflegen. Darüber die Schafwolle legen und mit einem Moltontuch oder Handtuch befestigen.

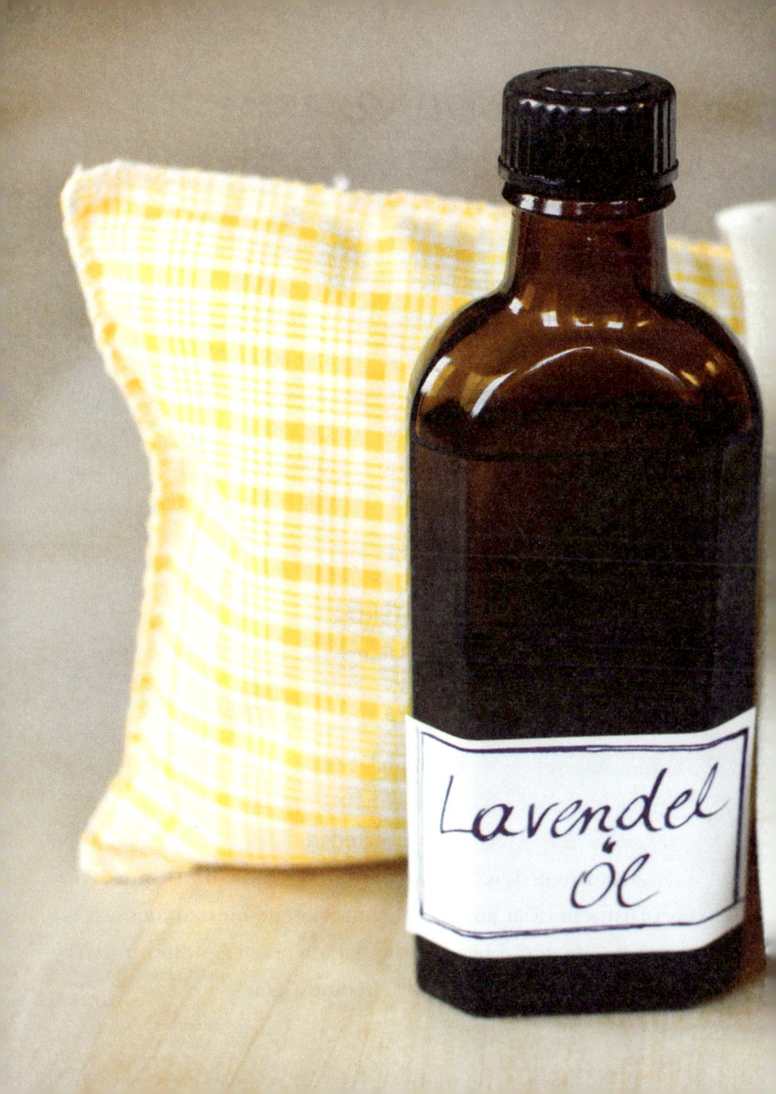
Lavendel
Öl

Walnussfussbad

lockert müde Füße

Warmes Wasser entspannt und entkrampft. Dazu kommen die Walnussblätter, die Schweißbildung und Fußpilz hemmen. Die Zitronenverbene bringt einen stimmungsaufhellenden Duft mit. Salz hilft bei müden und geschwollenen Füßen. Dazu wird Natron verwendet, Natriumhydrogencarbonat, auch als Speisesoda bekannt, das dem Bad eine basische Note verleiht. Natron bindet zudem unangenehme Gerüche und macht die Haut weich. Das warme Fußbad lindert Schlafprobleme, Verstopfung und kalte Füße.

ZUTATEN

3 l Wasser · 1 EL Walnussblätter · 1 EL Zitronenverbene
3 EL Steinsalz · 1 EL Natron

ZUBEREITUNG

Walnussblätter und Zitronenverbene mit ¼ Liter heißem Wasser übergießen und fünf Minuten ziehen lassen. Dann den gesamten Ansatz in die Fußbadeschüssel gießen, das restliche Wasser dazugeben und dabei auf eine Temperatur von 36 bis 38 °C achten. Salz und Natron ebenfalls darin auflösen. Beide Füße 15 Minuten baden. Danach die Füße abtrocknen und noch eine halbe Stunde ruhen.

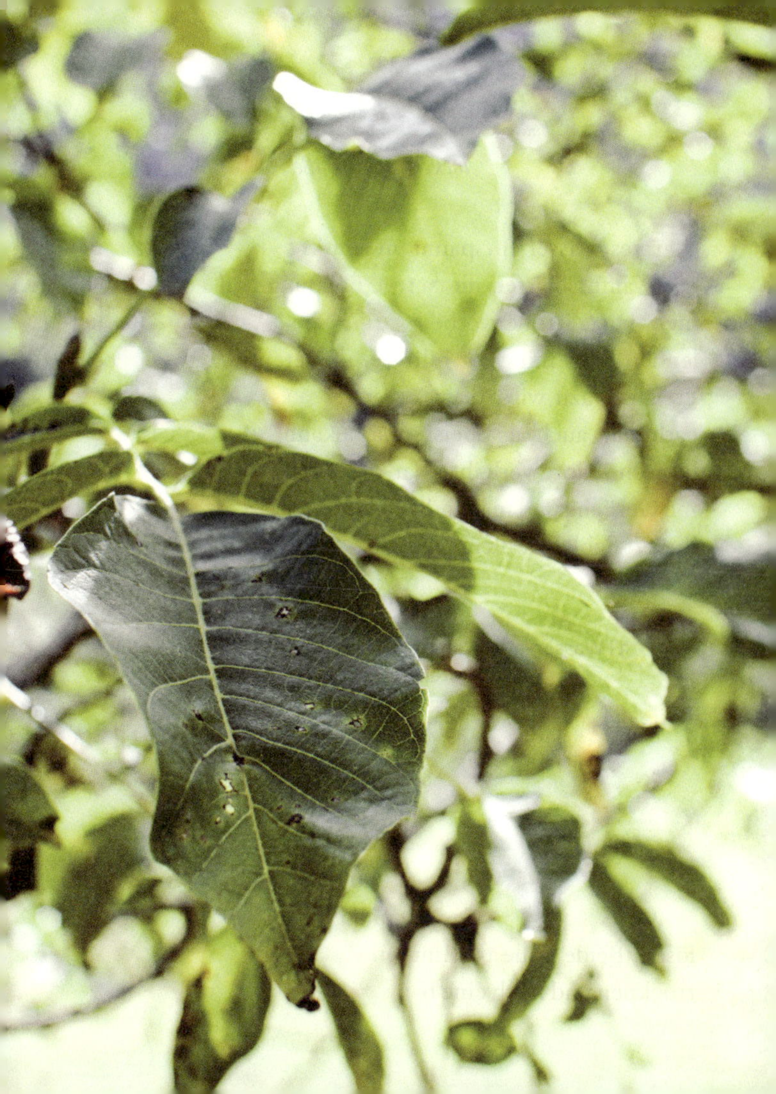

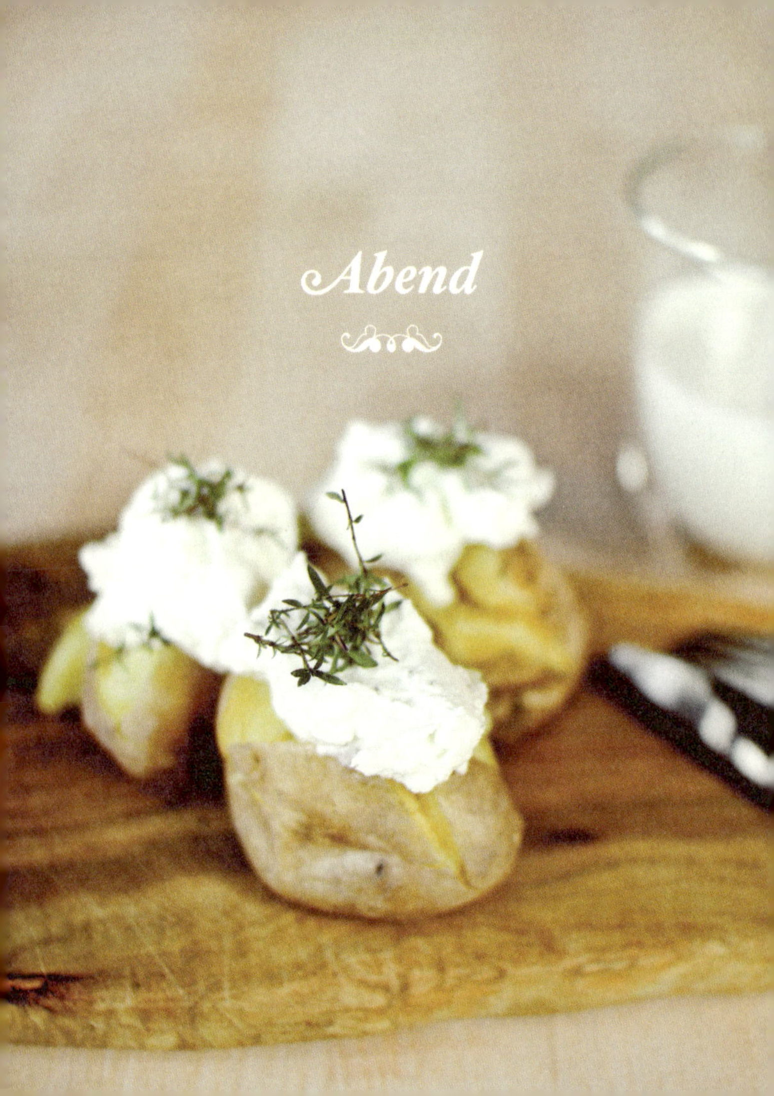
Abend

Erdäpfel mit Kräutertopfen

für eine gute Nachtruhe

Gute Abendmahlzeiten lassen unseren Serotoninspiegel ansteigen und sorgen dadurch für eine geruhsame Nacht. Serotonin wird oft als Glückshormon bezeichnet, weil es Angst und Anspannung vertreibt. Um im Gehirn Serotonin zu bilden, braucht es den Eiweißbaustein Tryptophan. Kohlenhydrate in unserem Essen wie etwa aus den Erdäpfeln sorgen für die Einschleusung von Tryptophan in das Gehirn. In vielen traditionellen Abendspeisen finden wir diese günstige Zusammensetzung, um den Serotoninspiegel anzuheben.

ZUTATEN FÜR 2 PORTIONEN

600 g Erdäpfel · 250 g Topfen, mager · 1 EL Leinöl
2 Schalotten · Schnittlauch, Petersilie, Melisse,
Rosmarin, Schabzigerklee, Schafgarbe nach Geschmack
1 EL Kren gerieben · Steinsalz nach Geschmack

ZUBEREITUNG

Die Erdäpfel putzen und mit Schale dämpfen oder geviertelt auf ein Backblech legen und im Backrohr bei 180 °C etwa 45 Minuten garen. Für den Dip Schalotten und Kräuter fein schneiden, mit den anderen Zutaten in den Topfen rühren und abschmecken.

Schlaftee

gibt den Anstoß zum Einschlafen

Pflanzliche Schlafmittel helfen vor allem bei nervös bedingten Einschlafstörungen. Für den Schlaftee kommen Nachtsedativa zum Einsatz. Das sind Heilkräuter, die müde machen und die Einschlafbereitschaft fördern. Die Wirkung bleibt auf die Nachtstunden beschränkt und löst keine morgendliche Müdigkeit aus. Pflanzliche Schlafmittel normalisieren auch den physiologischen Schlafablauf und stören den natürlichen Schlafrhythmus mit seinen Tiefschlafphasen nicht. Möglicherweise wirkt der Tee erst nach zwei bis drei Wochen, deshalb heißt es: durchhalten!

ZUTATEN

2 Teile Melisse · 2 Teile Hopfen · 1 Teil Lavendel · 1 Teil Baldrian

ZUBEREITUNG

1 Teelöffel der getrockneten Kräutermischung mit ½ Liter frischem, heißem Wasser übergießen, zehn Minuten zugedeckt ziehen lassen und dann abseihen. Am Abend ein bis zwei Tassen Schlaftee trinken. Diese vier Kräuter des Schlaftees sind die vier besten Einschlafhilfen, die wir in der regionalen, traditionellen Pflanzenheilkunde kennen. Diese Kräuterkombination kann auch als Tinktur angesetzt werden.

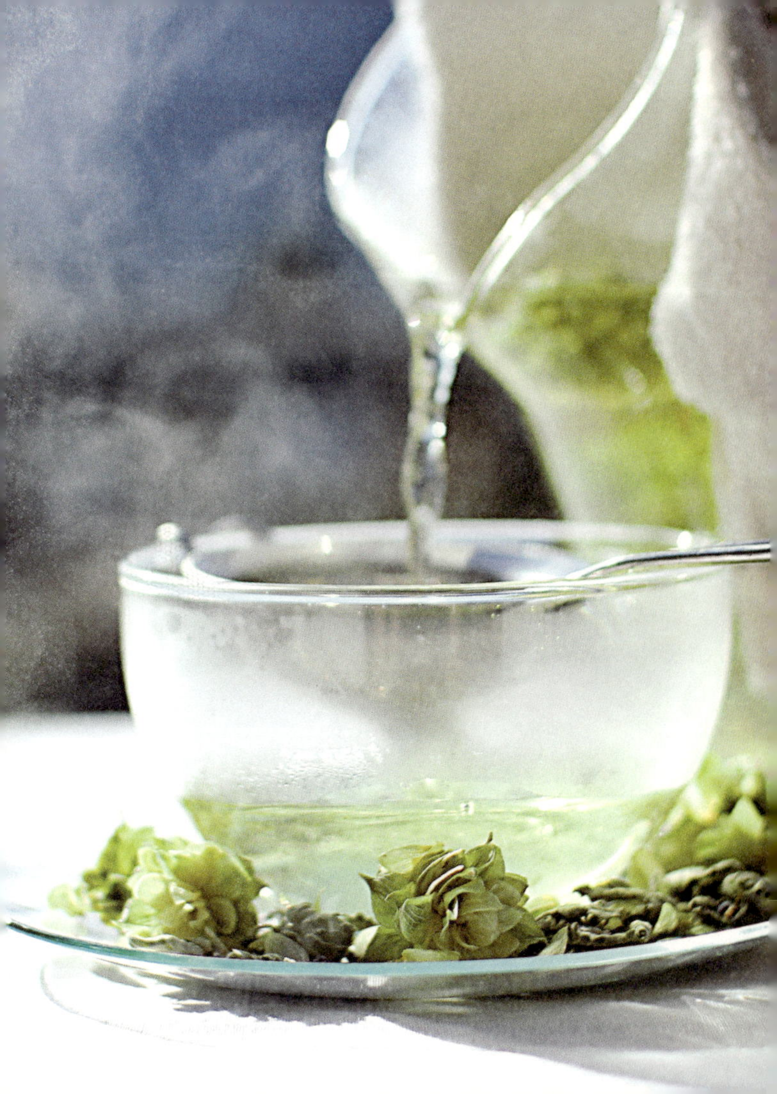

Ruhe-Kräuterbad

entspannt und löst

Der beruhigende Lavendel und die harmonisierende Rose in diesem Ruhe-Bad wirken in dreifacher Weise. Der Duft steigt sogleich in die Nase bis in das limbische System, wo er die Stimmung hebt und so zu Entspannung führt. Das zweite Ereignis passiert auf der Haut, wo ätherische Öle ebenfalls aufgenommen werden und das zentrale Nervensystem anstoßen. Dann mischt auch noch das Steinsalz mit, indem es die Aufnahme über die Haut erleichtert und auf die Flora der Haut einwirkt. Eine Badetemperatur von 36 bis 37 °C ist entspannend und wohltuend, wärmere Bäder sind eher anregend und schwächend. Das Zusammenspiel der Zutaten bringt Ruhe, hebt die Stimmung und erleichtert das Einschlafen.

ZUTATEN

½ kg Steinsalz · 5 g Lavendelblüten, fein gemahlen
5 g rote Rosenblüten, fein gemahlen

ZUBEREITUNG

Blütenpulver und Steinsalz mischen. Das Ruhe-Kräuterbad im Vollbad auflösen, die Badetemperatur von 36 bis 37 °C genau einhalten und etwa zehn bis 15 Minuten baden. Danach mindestens eine halbe Stunde ruhen.

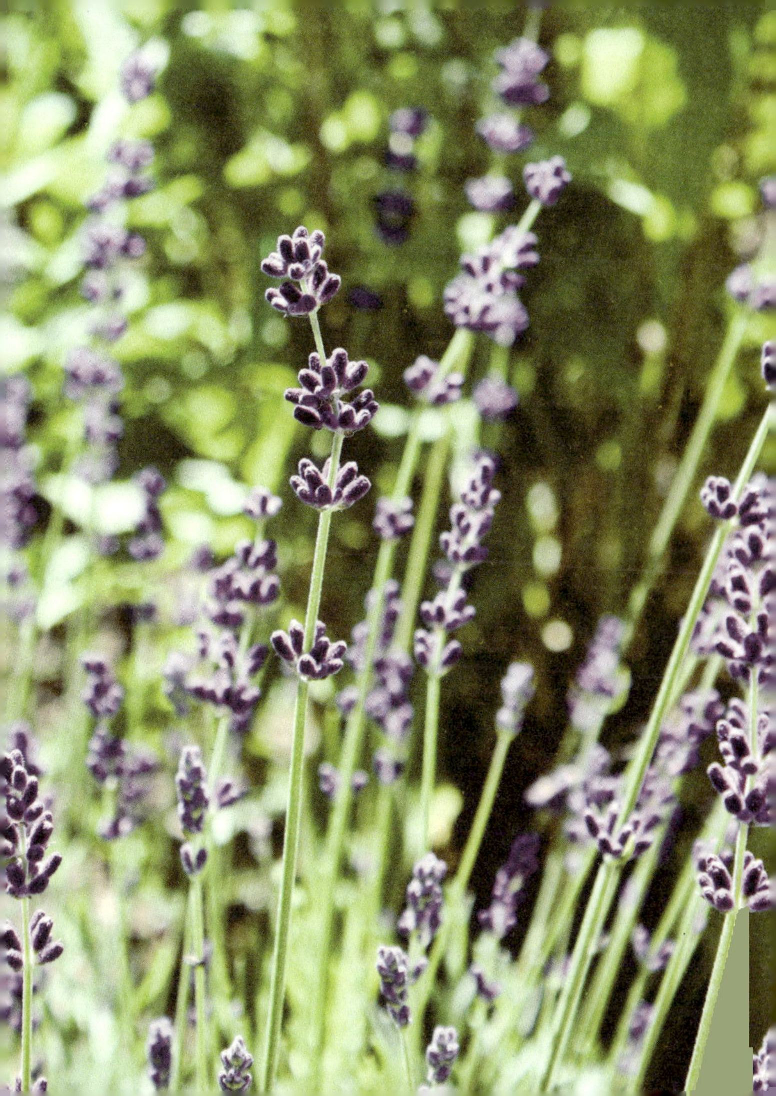

Entspannungsdampfbad

für das innere Gleichgewicht

„In Wasser badeten sie nie" steht in einer Chronik im Salzburger Land. Und tatsächlich wurde in den kalten Gebirgsdörfern traditionell lieber in Dampf gebadet. Der Wasserdampf wird durch Kräuter unterstützt, die besonders auf Haut und Atemwege einwirken. Beruhigende und harmonisierende Kräuter wie Rose und Melisse bringen Ruhe nach einem anstrengenden Tag. Ist die Nase verstopft, werden Thymian, Salbei und Kamille zugegeben. Das Salz hilft mit, die Poren zu öffnen, damit die Pflanzenwirkstoffe besser aufgenommen werden. Für dieses Dampfbad genügt eine kleine Prise an Kräutern.

ZUTATEN

1 Prise Roseblüten · 1 Prise Melissenblätter
1 TL Steinsalz · ¼ l Wasser

ZUBEREITUNG

Wasser und Salz zum Kochen bringen und die getrockneten Kräuter dazugeben. Den Dampf etwas abkühlen lassen, bis er sich auf der Haut angenehm anfühlt. Das Gesicht unter einem Handtuch bedampfen. Nach dem Entspannungsdampf empfiehlt sich eine Nachruhe in einem warmen Raum.

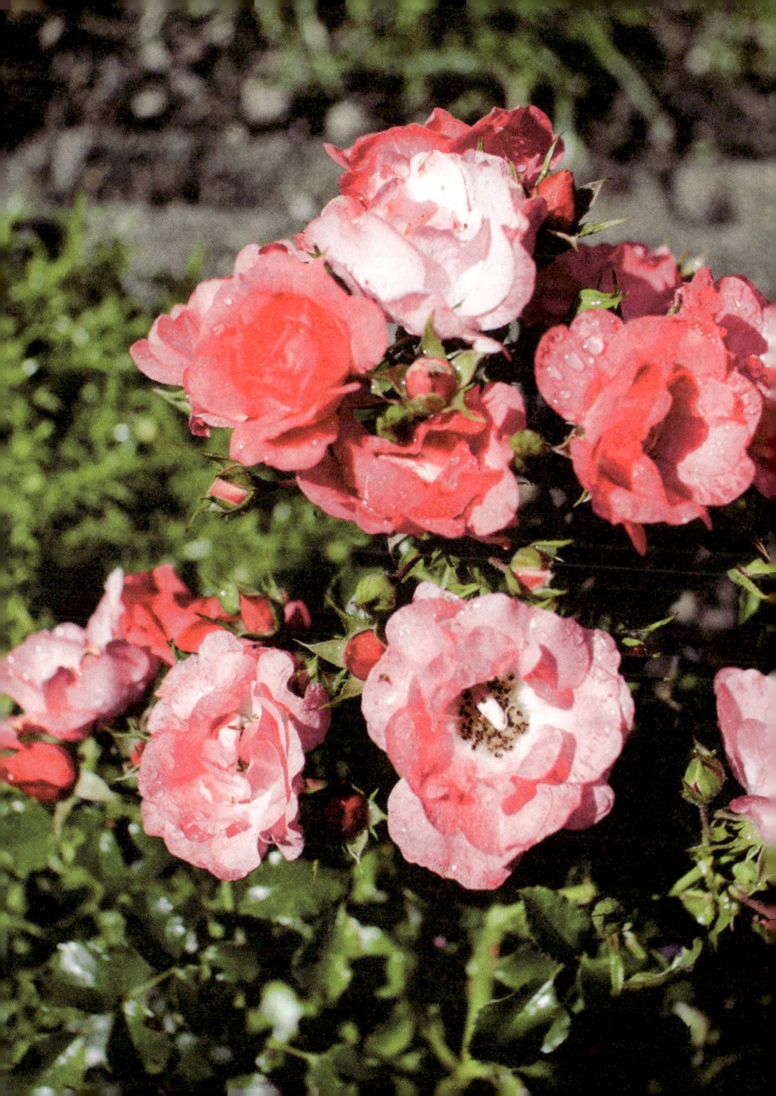

Gleichklang-Räuchern

bringt Ruhe in die Stube

Das Verräuchern naturbelassener Kräuter, Rinden, Wurzeln und Harze entfaltet reinigende oder harmonisierende Düfte. Es hilft beim Loslassen und Zur-Ruhe-Kommen. Rose, Lavendel und Zirbe sind berühmt für ihre entspannende Wirkung. Der Gleichklang vereinigt unterschiedliche Duftnoten zu einem harmonischen Ganzen. Eisenkraut steigt zuerst in die Nase mit seinem frischen, hellen Aroma. Rose und Lavendel verstreuen die Herznote, die beständiger und blumiger ist. Die Zirbe schließlich verbindet Kopf- und Herznote, ihr ätherisches Öl duftet holzig und rein. Styrax als Harzanteil ist die kräftige und anhaltende Basisnote in der Gleichklang-Räuchermischung.

ZUTATEN

10 Teile Styrax · 1 Teil Rosenblüten · 1 Teil Lavendel
1 Teil Eisenkraut · 1 Teil Zirbenspäne

ZUBEREITUNG

Das schwarze Harz Styrax mit den getrockneten und zerkleinerten Kräutern und Spänen mischen. Eine Prise der Räuchermischung auf ein Stövchen mit Sieb legen und die Kerze anzünden. Ein harmonisierender Rauch verbreitet sich.

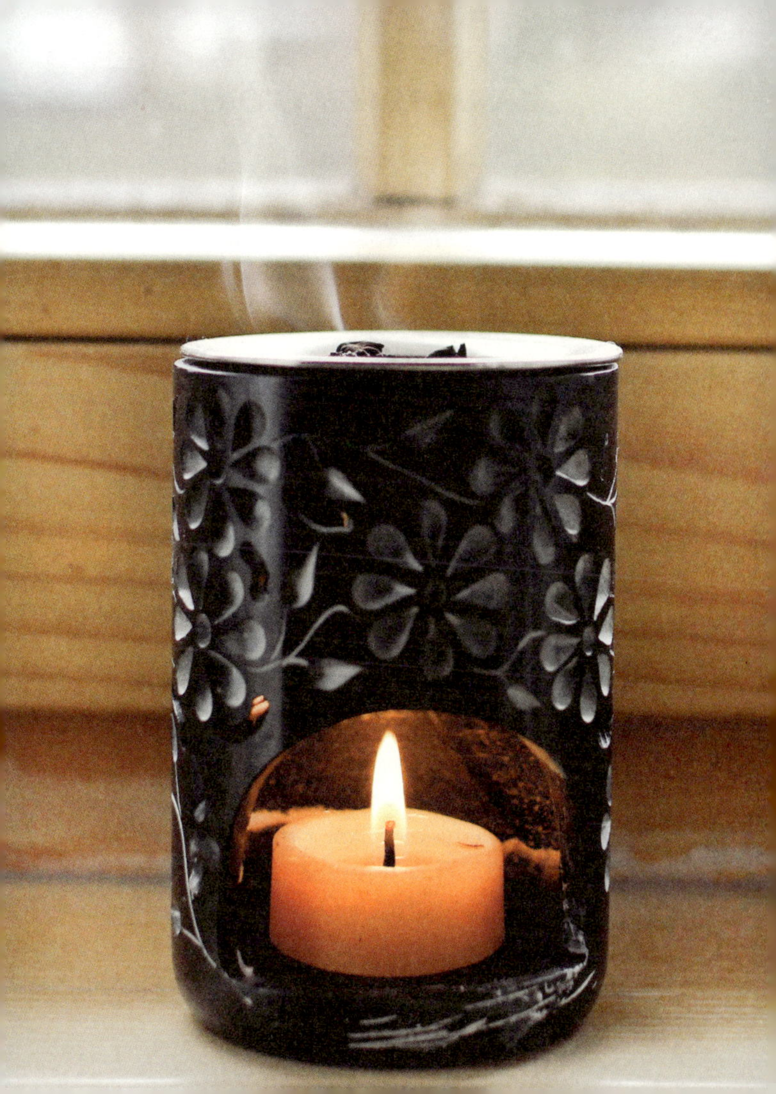

Harmonie-Likör

hebt die Stimmung

Johanniskraut wirkt stimmungsaufhellend und angstlösend. Vanille und Honig verstärken diese Wirkung. Zitronige Aromen aus Melisse und Ingwer runden das Aroma ab und machen diesen Likör zu einem Entspannungstrunk.

ZUTATEN

20 g getrocknetes Johanniskraut · 20 g Zitronenmelisse
5 Safranfäden · 1 Vanilleschote · ein Stück Ingwer
125 g Honig · 0,5 l 40%iger Korn · 0,5 l Wasser

ZUBEREITUNG

Johanniskraut und Melisse leicht anmörsern, mit Safran, Vanille und Ingwer in ein großes Schraubglas geben und mit Korn auffüllen. Den Ansatz vier Wochen in den Halbschatten stellen und dann abseihen. Das Wasser abkochen, etwas abkühlen lassen und den Honig darin auflösen. Kräuteransatz und Honigwasser mischen und in dunklen Flaschen reifen lassen. Der Johanniskrautlikör nutzt die Ruhezeit von mehreren Monaten, um sein Aroma vollständig zu entwickeln. Im Sommer können frisches Johanniskraut und Melisse verwendet werden. Davon braucht man etwas mehr, der Likör wird durch den höheren Wassergehalt etwas leichter.

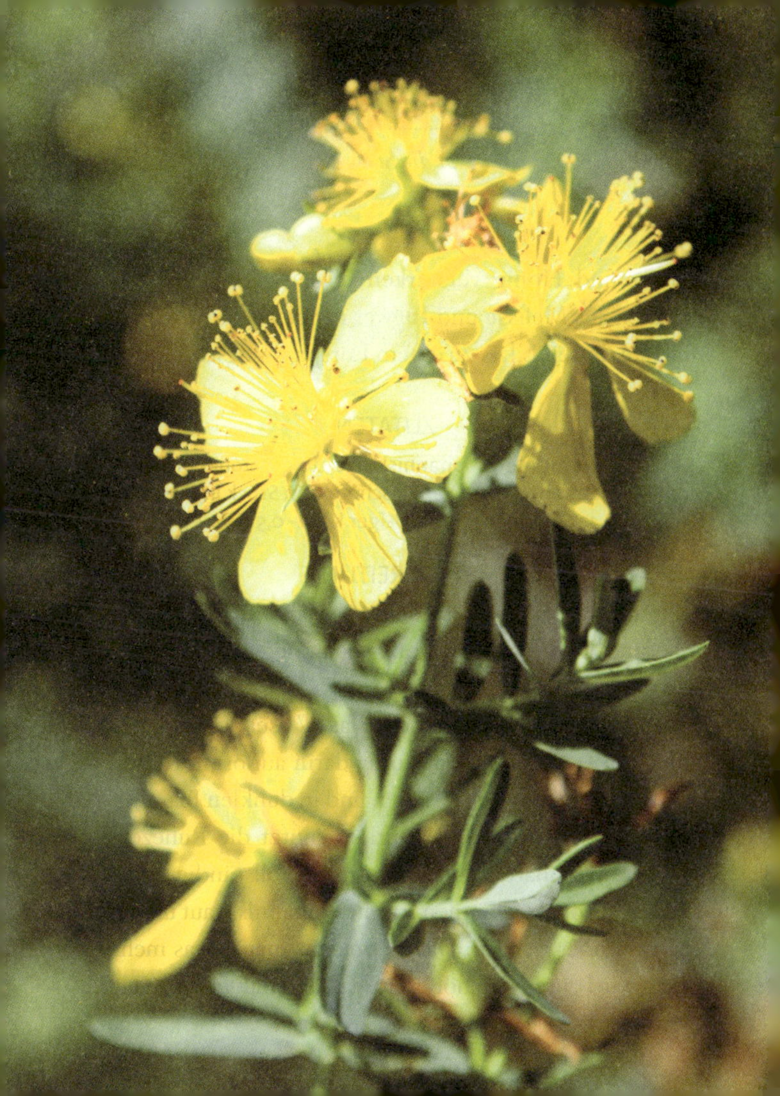

Spät am Abend

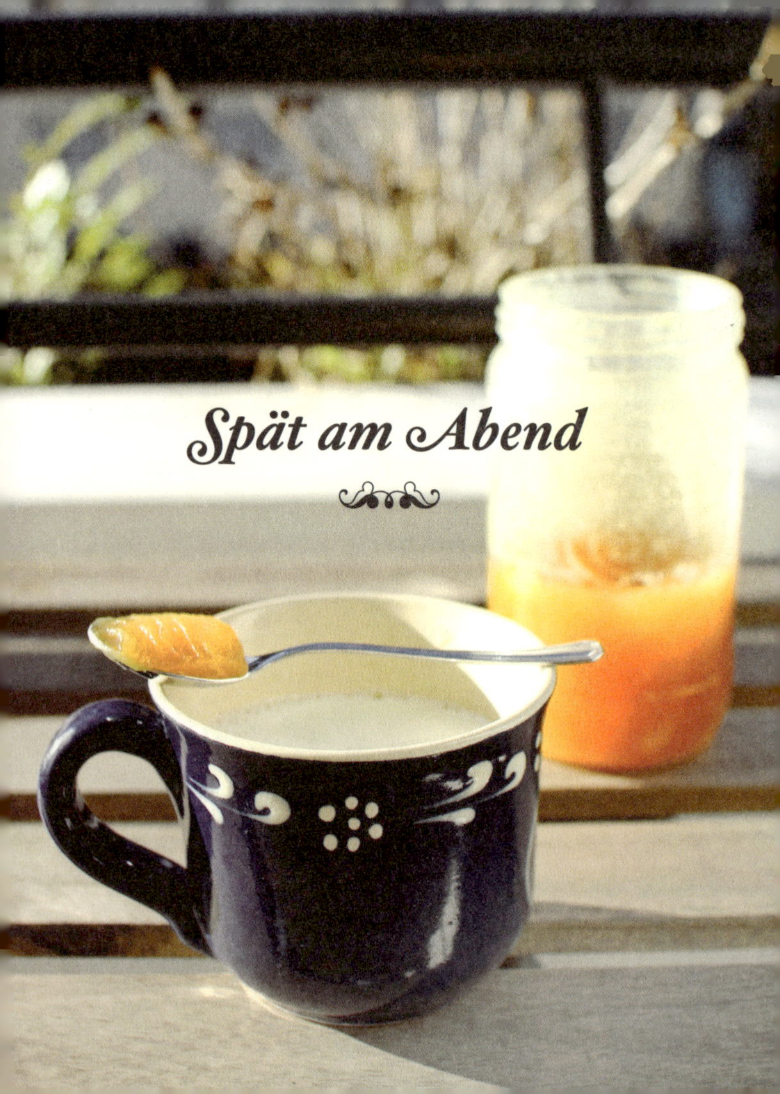

Lavendel-Honigmilch

um den Alltag hinter sich zu lassen

Die Honigmilch ist ein altbewährtes Hausmittel zum Einschlafen. Kein Wunder, sie kombiniert den Einschlafbaustein Tryptophan mit Kohlenhydraten aus Milch und Honig, ähnlich wie bei Erdäpfeln mit Kräutertopfen. Was in Kärnten der Reindling, in Vorarlberg der Riebl oder im Pinzgau die Rohrnudeln bewirken, kann auch die Honigmilch. Wer Duft und Geschmack von Lavendel gerne mag, lässt ihn in der Milch ziehen, damit er seine schlaffördernde Wirkung ebenso einbringen kann. Das Gänsefingerkraut entkrampft und entspannt.

ZUTATEN

¼ l Milch · ½ TL Lavendelblüten
½ TL Gänsefingerkraut · 1 TL Honig

ZUBEREITUNG

Die Milch mit den Lavendelblüten und dem Gänsefingerkraut anwärmen und 10 Minuten warm ziehen lassen. Dann abseihen und den Honig zugeben. Die Lavendel-Honigmilch warm vor dem Schlafengehen trinken.

Schlafpolster

hilft beim Einschlafen

In der Zirbenstube bleiben die Leute lange sitzen, erzählt man sich. Sie soll so gemütlich sein. Tatsächlich beruhigen die ätherischen Öle aus Zirbenholz und lassen das Herz langsamer schlagen. Dazu kommen noch Hopfen, Lavendel und Melisse, alle drei haben einen starken schlafanstoßenden Effekt. Die naturbelassenen Pflanzen bieten eine ausgewogene, sanfte Dosis an Duft.

ZUTATEN

4 Handvoll Zirbenspäne · 1 Handvoll Hopfendolden
1 Handvoll Melissenblätter · 1 EL Lavendelblüten
26 x 16 cm Baumwollstoff

HERSTELLUNG

Den Baumwollstoff an drei Seiten zunähen, umdrehen, die Mischung aus Zirbenspänen und getrockneten Kräutern einfüllen und die vierte Seite zunähen. Der Schlafpolster duftet sechs bis zwölf Monate, bevor er neu befüllt werden soll. Der Duft kann auch durch leichtes Anwärmen herausgelockt werden. Den Schlafpolster tagsüber auf das Kopfkissen im Bett legen und beim Zubettgehen zur Seite geben. Der sanfte Duft aus dem Schlafpolster wirkt einschlaffördernd.